妇产科临床疾病治疗思维与实践

主编　张雪华　邢红艳　崔国莲　张翠美

U0383847

上海交通大学出版社
SHANGHAI JIAO TONG UNIVERSITY PRESS

内容提要

本书以临床实用性为目的，以理论联系实际为原则，针对妇科与产科临床常见病和多发病做了详细介绍，包括病因、病理、临床表现、相关检查及结果、诊断与鉴别诊断、治疗及预防等内容。本书内容简洁有序、资料新颖，适合广大妇产科医务工作者阅读使用。

图书在版编目（CIP）数据

妇产科临床疾病治疗思维与实践 / 张雪华等主编
. --上海 : 上海交通大学出版社，2022.8
ISBN 978-7-313-27901-9

Ⅰ. ①妇… Ⅱ. ①张… Ⅲ. ①妇产科病－诊疗 Ⅳ.
①R71

中国版本图书馆CIP数据核字（2022）第209216号

妇产科临床疾病治疗思维与实践

FUCHANKE LINCHUANG JIBING ZHILIAO SIWEI YU SHIJIAN

主　　编：张雪华　邢红艳　崔国莲　张翠美
出版发行：上海交通大学出版社
地　　址：上海市番禺路951号
邮政编码：200030
电　　话：021-64071208
印　　制：广东虎彩云印刷有限公司
经　　销：全国新华书店
开　　本：710mm × 1000mm 1/16
印　　张：12.25
字　　数：216千字
插　　页：2
版　　次：2023年1月第1版
印　　次：2023年1月第1次印刷
书　　号：ISBN 978-7-313-27901-9
定　　价：158.00元

编委会

◎ 主　编

张雪华　邢红艳　崔国莲　张翠美

◎ 副主编

宋玮炜　覃菊芳　丁小秋　翟丽华

◎ 编　委（按姓氏笔画排序）

丁小秋（山东中医药大学第二附属医院）

邢红艳（山东省宁津县计划生育妇幼保健服务中心）

刘玉萍（山东省栖霞市人民医院）

宋玮炜（山东中医药大学第二附属医院）

张雪华（山东省聊城市中医医院）

张翠美（山东省滨州市邹平市中心医院）

崔国莲（山东省德州市妇女儿童医院）

覃菊芳（湖北省宜昌市第一人民医院/三峡大学人民医院）

翟丽华（山东省桓台县中医院）

Foreword 前言

妇产科学是一门古老而又焕发着无限生机活力的学科，它的发展不仅关系到广大妇女的健康，更与出生人口的素质、人类的繁衍、社会的兴衰有着密切的关系。近年来，妇女健康与妇产科疾病的防治问题引起社会广泛重视，保护妇女健康、防治妇产科疾病已成为医学上重大的攻坚任务。妇产科疾病是长期困扰广大妇女的常见病、多发病，且病种复杂。同一疾病的不同阶段、患者的年龄不同、并发症情况不同，诊疗方法亦不同。及时准确地对妇产科疾病做出诊断，科学合理地对妇产科疾病进行治疗，是每一位妇产科医师应必备的技能。

随着医学技术日新月异的更新，一些新理论、新技术和新防治方法大量涌现，并广泛应用于临床，极大地推动了妇产科临床医学的发展。新技术的发展不仅建立在原有基础上，而且与相关交叉学科的发展相互渗透、借鉴、融合等是分不开的。技术的发展使得临床一线各级医务人员面临着知识更新及临床应用的实际问题。只有不断更新知识、提高临床诊疗水平，才能胜任临床医疗工作。为此，我们参阅大量国内外最新、权威的书籍和文献，结合自身的临床经验编写了《妇产科临床疾病治疗思维与实践》一书。

本书以临床实用性为目的，详细讲述了妇产科临床常见病和多发病的病因、发病机制、临床表现、诊断要点、鉴别诊断及治疗原则。资料丰富翔实、病种涵盖面广、内容简洁有序，在编写过程中，始终贯彻理论联系实际的原则，既注重基础理论和基本技能的阐述，体现目前妇产科领域的新进展；又结合妇产科临床实践，重点讲述妇产科领域新进展在临床工作中的应用，是一本对妇产科医务工作者大有裨益的专业书籍，可为其科学、规范、合理地进行临床诊疗提供参考。

在本书编写过程中，我们竭尽所能，力求表述准确、深入浅出，尽可能既能体现现代妇产科学的发展，又具有可读性和实用性。但由于学识水平有限，加之时间仓促，书中难免存在不足之处，望广大读者批评指正。

《妇产科临床疾病治疗思维与实践》编委会

2022 年 6 月

Contents

目录

第一章 女性盆底功能障碍

第一节 阴道脱垂

阴道脱垂包括阴道前壁脱垂与阴道后壁脱垂。

一、阴道前壁脱垂

阴道前壁脱垂常伴有膀胱膨出和尿道膨出，以膀胱膨出为主(图 1-1)。

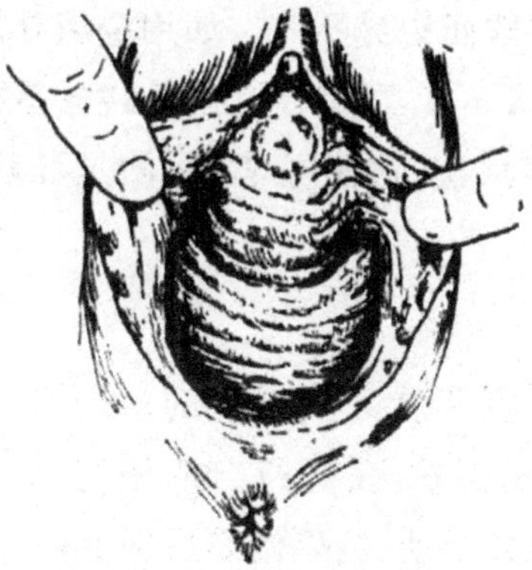

图 1-1 阴道前壁脱垂

(一)病因病理

阴道前壁的支持组织主要是耻骨尾骨肌、耻骨膀胱宫颈筋膜和泌尿生殖膈的深筋膜。

若分娩时，上述肌肉、韧带和筋膜，尤其是耻骨膀胱宫颈筋膜、阴道前壁及其周围的耻尾肌过度伸张或撕裂，产褥期又过早从事体力劳动，使阴道支持组织不能恢复正常，膀胱底部失去支持力，膀胱及与其紧连的阴道前壁上 2/3 段向下膨出，在阴道口或阴道口外可见，称为膀胱膨出。膨出的膀胱随同阴道前壁仍位于阴道内，称Ⅰ度膨出；膨出部暴露于阴道口外称Ⅱ度膨出；阴道前壁完全膨出于阴道口外，称Ⅲ度膨出。

若支持尿道的耻骨膀胱宫颈筋膜严重受损，尿道及与其紧连的阴道前壁下1/3段则以尿道外口为支点，向后向下膨出，形成尿道膨出。

（二）临床表现

轻者可无症状。重者自觉下坠、腰酸，并有块物自阴道脱出，站立时间过长、剧烈活动后或腹压增大时，阴道"块物"增大，休息后减小。仅膀胱膨出时，可因排尿困难而致尿潴留，易并发尿路感染，患者可有尿频、尿急、尿痛等症状。膀胱膨出合并尿道膨出时，尿道膀胱后角消失，在大笑、咳嗽、用力等增加腹压时，有尿液溢出，称张力性尿失禁。

（三）诊断及鉴别诊断

主要依靠阴道视诊及触诊，但要注意是否合并尿道膨出及张力性尿失禁。患者有上述自觉症状，视诊时阴道口宽阔，伴有陈旧性会阴裂伤。阴道口突出物在屏气时可能增大。若同时见尿液溢出，表明合并膀胱膨出和尿道膨出。触诊时突出包块为阴道前壁，柔软而边界不清。如用金属导尿管插入尿道膀胱中，则在可缩小的包块内触及金属导管，可确诊为膀胱或尿道膨出，也除外阴道内其他包块的可能，如黏膜下子宫肌瘤、阴道壁囊肿、阴道肠疝、肥大宫颈及子宫脱垂（可同时存在）等。

（四）预防

正确处理产程，凡有头盆不称者及早行剖宫产术，避免第二产程延长和滞产；提高助产技术，加强会阴保护，及时行会阴侧切术，必要时手术助产结束分娩；产后避免过早参加重体力劳动；提倡做产后保健操。

（五）治疗

轻者只需注意适当营养和缩肛运动。严重者应行阴道壁修补术；因其他慢性病不宜手术者，可置子宫托缓解症状，但需日间放置、夜间取出，以防引起尿瘘、粪瘘。

二、阴道后壁脱垂

阴道后壁脱垂常伴有直肠膨出。阴道后壁脱垂可单独存在，也可合并阴道前壁脱垂。

(一)病因病理

经阴道分娩时，耻尾肌、直肠-阴道筋膜或泌尿生殖膈等盆底支持组织由于长时间受压而过度伸展或撕裂，如在产后未能修复，直肠支持组织削弱，导致直肠前壁向阴道后壁逐渐脱出，形成伴直肠膨出的阴道后壁脱垂(图 1-2)。

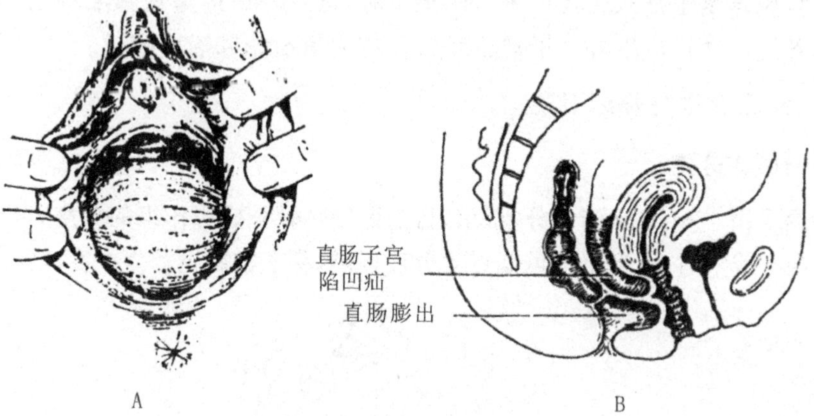

图 1-2 阴道后壁脱垂

A.直肠膨出；B.直肠膨出矢状面观

若较高处的耻尾肌纤维严重受损，可形成直肠子宫陷凹疝，阴道后穹隆向阴道内脱出，内有肠管，称直肠膨出。

(二)临床表现

轻者无明显表现，严重者可感下坠、腰酸、排便困难，甚至需要用手向后推移膨出的直肠方能排便。

(三)诊断与鉴别诊断

检查可见阴道后壁呈球形膨出，肛诊时手指可伸入膨出部，即可确诊。

(四)预防

同阴道前壁脱垂。

(五)治疗

轻者不需治疗，重者需行后阴道壁及会阴修补术。

第二节　子宫脱垂

子宫脱垂是子宫从正常位置沿阴道下降,宫颈外口达坐骨棘水平以下,甚至子宫全部脱出阴道口以外。子宫脱垂常伴有阴道前壁和后壁脱垂。

一、临床分度与临床表现

(一)临床分度

我国采用 1981 年全国部分省、市、自治区"两病"科研协作组的分度,以患者平卧用力向下屏气时,子宫下降最低点为分度标准,将子宫脱垂分为 3 度(图 1-3)。

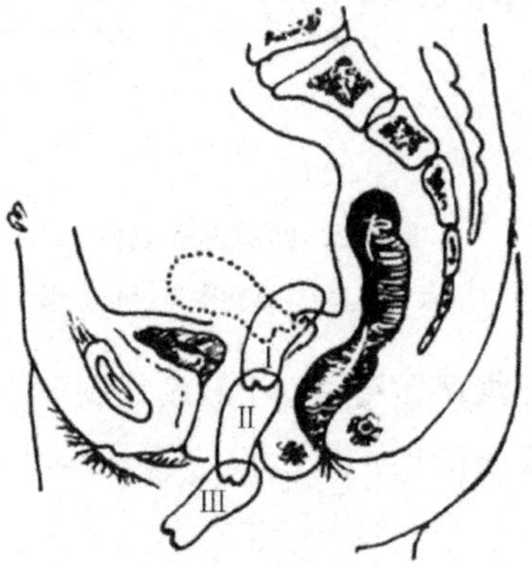

图 1-3　子宫脱垂

1.Ⅰ度

(1)轻型:宫颈外口距处女膜缘<4 cm,未达处女膜缘。

(2)重型:宫颈外口已达处女膜缘,阴道口可见子宫颈。

2.Ⅱ度

(1)轻型:宫颈已脱出阴道口外,宫体仍在阴道内。

(2)重型:宫颈及部分宫体脱出阴道口。

3.Ⅲ度

宫颈与宫体全部脱出阴道口外。

(二)临床表现

1.症状

(1)Ⅰ度:患者多无自觉症状。Ⅱ、Ⅲ度患者常有程度不等的腰骶区疼痛或下坠感。

(2)Ⅱ度:患者在行走、劳动、下蹲或排便等腹压增加时有块状物自阴道口脱出,开始时块状物在平卧休息时可变小或消失。严重者休息后块状物也不能自行回缩,常需用手推送才能将其还纳至阴道内。

(3)Ⅲ度:患者多伴Ⅲ度阴道前壁脱垂,易出现尿潴留,还可发生压力性尿失禁。

2.体征

脱垂子宫有的可自行回缩,有的可经手还纳,不能还纳的,常伴阴道前后壁脱出,长期摩擦可致宫颈溃疡、出血。Ⅱ、Ⅲ度子宫脱垂患者宫颈及阴道黏膜增厚角化,宫颈肥大并延长。

二、病因

分娩损伤,产后过早体力劳动,特别是重体力劳动;子宫支持组织疏松薄弱,如盆底组织先天发育不良;绝经后雌激素不足;长期腹压增加。

三、诊断

通过妇科检查结合病史很容易诊断。检查时嘱患者向下屏气或加腹压,以判断子宫脱垂的最大程度,并分度。同时注意观察有无阴道壁脱垂、宫颈溃疡、压力性尿失禁等,必要时做宫颈细胞学检查。如可还纳,需了解盆腔情况。

四、处理

(一)支持疗法

加强营养,适当安排休息和工作,避免重体力劳动,保持大便通畅,积极治疗增加腹压的疾病。

(二)非手术疗法

1.放置子宫托

适用于各度子宫脱垂和阴道前后壁脱垂患者。

2.其他疗法

盆底肌训练、物理疗法和中药补中益气汤等。

(三)手术疗法

适用于分期Ⅱ度及以上子宫脱垂或保守治疗无效者。

1.阴道前、后壁修补术

适用于Ⅰ、Ⅱ度阴道前、后壁脱垂患者。

2.曼氏手术

手术包括阴道前后壁修补、主韧带缩短及宫颈部分切除术。适用于年龄较轻、宫颈延长、希望保留子宫的Ⅱ、Ⅲ度子宫脱垂伴阴道前、后壁脱垂患者。

3.经阴道子宫全切术及阴道前后壁修补术

适用于Ⅱ、Ⅲ度子宫脱垂伴阴道前、后壁脱垂、年龄较大、无须考虑生育功能的患者。

4.阴道纵隔形成术或阴道封闭术

适用于年老体弱不能耐受较大手术、不需保留性交功能者。

5.阴道、子宫悬吊术

可采用手术缩短圆韧带，或利用生物材料制成各种吊带，以达到悬吊子宫和阴道的目的。

五、预防

推行计划生育，提高助产技术，加强产后体操锻炼，产后避免重体力劳动，积极治疗和预防使腹压增加的疾病。

第三节　子宫损伤

一、子宫穿孔

子宫穿孔多发生于流产刮宫，特别是钳刮人工流产手术时，但诊断性刮宫、安放和取出宫内节育器(intrauterine device，IUD)均可导致子宫穿孔。

(一)病因

1.术前未做盆腔检查或判断错误

刮宫术前未做盆腔检查或对子宫位置、大小判断错误，即盲目操作，是子宫穿孔的常见原因之一，特别是当子宫前屈或后屈，而探针、吸引头或刮匙放入的方向与实际方向相反时，最易发生穿孔。双子宫或双角子宫畸形患者，早孕时勿在未孕侧操作，亦易导致穿孔。

2.术时不遵守操作常规或动作粗暴

初孕妇宫颈内口较紧，强行扩宫，特别是跳号扩张宫颈时，可能发生穿孔。

此外，如在宫腔内粗暴操作，过度搔刮或钳夹子宫某局部区域，均可引起穿孔。

3.子宫病变

以往有子宫穿孔史、反复多次刮宫史或剖宫产后瘢痕子宫患者，当再次刮宫时均易发生穿孔。子宫绒癌或子宫内膜癌累及深肌层者，诊断性刮宫或宫腔镜检查时，可导致或加速其穿孔或破裂。

4.萎缩子宫

当体内雌激素水平低落，如产后子宫过度复旧或绝经后，子宫往往小于正常，且其肌层组织脆弱、肌张力低，探针很容易直接穿透宫壁，甚至可将 IUD 直接放入腹腔内。

5.强行取出嵌入肌壁的 IUD

IUD 已嵌入子宫肌壁，甚至部分已穿透宫壁时，如仍强行经阴道取出，有引起子宫穿孔的可能。

(二)临床表现

绝大多数子宫穿孔均发生在人工流产手术，特别是大月份钳刮手术时。子宫穿孔的临床表现可因子宫原有状态、引起穿孔的器械大小、损伤的部位和程度，以及是否并发其他内脏损伤而有显著不同。

1.探针或 IUD 穿孔

凡探针穿孔，由于损伤小，一般内出血少，症状不明显，检查时除可能扪及宫底部有轻压痛外，余无特殊发现。产后子宫萎缩，在安放 IUD 时，有时可穿透宫壁将其直接放入腹腔而未察觉，直至以后 B 超随访 IUD 或试图取出 IUD 失败时方始发现。

2.卵圆钳、吸管穿孔

卵圆钳或吸管所致穿孔的孔径较大，特别是当穿孔后未及时察觉仍反复操作时，常伴急性内出血。穿孔发生时患者往往感突发剧痛。腹部检查，全腹均有压痛和反跳痛，以下腹部最为明显，但肌紧张多不显著，若内出血少，移动性浊音可为阴性。妇科检查宫颈举痛和宫体压痛均极显著。若穿孔部位在子宫峡部一侧，且伤及子宫动脉的下行支时，可在一侧阔韧带内扪及血肿形成的块物；但也有些患者仅表现为阵性颈管内活跃出血，宫旁无块物扪及，宫腔内亦已刮净而无组织残留。子宫绒癌或葡萄胎刮宫所导致的子宫穿孔，多伴有大量内、外出血，患者在短时间内可出现休克症状。

3.子宫穿孔并发其他内脏损伤

人工流产术发生穿孔后未及时发现，仍用卵圆钳或吸引器继续操作时，往往夹住或吸住大网膜、肠管等，以致造成内脏严重损伤。若将夹住的组织强行往外牵拉，患者顿感刀割或牵扯样上腹剧痛，术者亦多觉察往外牵拉的阻力极大，有时可夹出黄色脂肪组织、粪渣或肠管，严重者甚至可将肠管内黏膜层剥脱拉出。因肠管黏膜呈膜样，故即使夹出亦很难肉眼辨认其为何物。肠管损伤后，其内容物溢入腹腔，迅速出现腹膜炎症状。若不及时手术，患者可因中毒性休克死亡。

若穿孔位于子宫前壁，伤及膀胱时可出现血尿。当膀胱破裂，尿液流入腹腔后，则形成尿液性腹膜炎。

(三)诊断

凡经阴道宫腔内操作出现下列征象时，均提示有子宫穿孔的可能。

(1)使用的器械进入宫腔深度超过事先估计或探明的长度，并感到继续放入无阻力时。

(2)扩张宫颈的过程中，如原有阻力极大，但忽而阻力完全消失，且患者同时感到有剧烈疼痛时。

(3)手术时患者有剧烈上腹痛，检查有腹膜刺激征，或移动性浊音阳性；若看到夹出物有黄色脂肪组织、粪渣或肠管，更可确诊为肠管损伤。

(4)术后子宫旁有块物形成或宫腔内无组织物残留，但仍有反复阵性颈管内出血者，应考虑在子宫下段侧壁阔韧带两叶之间有穿孔可能。

(四)预防

(1)术前详细了解病史和做好妇科检查，并应排空膀胱。产后 3 个月哺乳期内和宫腔＜6 cm 者不放置 IUD。有刮宫产史、子宫穿孔史或哺乳期受孕而行人工流产术时，在扩张宫颈后即注射子宫收缩剂，以促进子宫收缩变硬，从而减少损伤。

(2)经阴道行宫腔内手术若不用超导可视是完全凭手指触觉的“盲目”操作，故应严格遵守操作规程，动作轻柔，安全第一，务求做到每次手术均随时警惕有损伤的可能。

(3)孕 12～16 周而行引产或钳刮术时，术前 2 天分 4 次口服米非司酮共 150 mg，同时注射依沙吖啶 100 mg 至宫腔，以促进宫颈软化和扩张。一般在引产第 3 天，胎儿胎盘多能自行排出，如不排出时，可行钳刮术。钳刮时先取胎盘，后取胎体，如胎块长骨通过宫颈受阻时，忌用暴力牵拉或旋转，以免损伤宫壁。此时应将胎骨退回宫腔最宽处，换夹胎骨另一端则不难取出。

(4)如疑诊子宫体绒癌或子宫内膜腺癌而需行诊断性刮宫确诊时，搔刮宜轻柔。当取出的组织足以进行病理检查时，则不应再做全面彻底的搔刮术。

(五)治疗

手术时一旦发现子宫穿孔，应立即停止宫腔内操作。然后根据穿孔大小、宫腔内容物干净与否、出血多少和是否继续有内出血、其他内脏有无损伤，以及妇女对今后生育的要求等而采取不同的处理方法(图 1-4)。

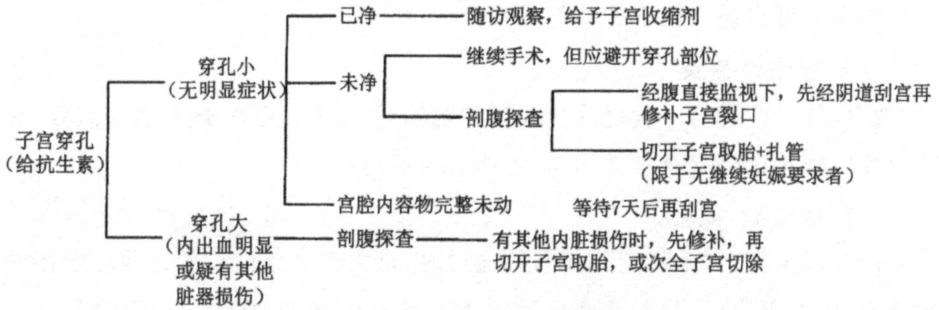

图 1-4 人工流产导致子宫穿孔的处理方法

(1)穿孔发生在宫腔内容物已完全清除后，如观察无继续内、外出血或感染，3 天后即可出院。

(2)凡穿孔较小者(用探针或小号扩张器所致)，无明显内出血，宫腔内容物尚未清除时，应先给予麦角新碱或缩宫素以促进子宫收缩，并严密观察有无内出血。若无特殊症状出现，可在 7 天后再行刮宫术；但若术者刮宫经验丰富，对仅有部分宫腔内容物残留者，可在发现穿孔后避开穿孔部位将宫腔内容物刮净。

(3)若穿孔直径大，有较多内出血，尤其合并有肠管或其他内脏损伤者，则不论宫腔内容物是否已刮净，应立即剖腹探查，并根据术时发现进行肠修补或部分肠段切除吻合术。子宫是否切开或切除，应根据有无再次妊娠要求而定。已有足够子女者，最好做子宫次全切除术；希望再次妊娠者，在肠管修补后再行子宫切开取胎术。

(4)其他辅助治疗：凡有穿孔可疑或证实有穿孔者，均应尽早经静脉给予抗生素预防和控制感染。

二、子宫颈撕裂

子宫颈撕裂多发生于产妇分娩时，一般均在产后立即修补，愈合良好。但中孕人流引产时亦可引起宫颈撕裂。

(一)病因

多因子宫收缩过强但宫颈未充分容受和扩张,胎儿被迫强行通过宫颈外口或内口所致。一般见于无足月产史的中孕引产者。加用缩宫素特别是前列腺素引产者发生率更高。

(二)临床表现

临床上可表现为以下3种不同类型。

1.宫颈外口撕裂

宫颈外口撕裂与一般足月分娩时撕裂相同,多发生于宫颈6或9点处,长度可由外口处直达阴道穹隆部不等,常伴有活跃出血。

2.宫颈内口撕裂

内口尚未完全扩张,胎儿即强行通过时,可引起宫颈内口处黏膜下层结缔组织撕裂,因黏膜完整,故胎儿娩出后并无大量出血,但因宫颈内口闭合不全以致日后出现复发性流产。

3.宫颈破裂

凡裂口在宫颈阴道部以上者为宫颈上段破裂,一般同时合并有后穹隆破裂,胎儿从后穹隆裂口娩出。如破裂在宫颈的阴道部为宫颈下段破裂,可发生在宫颈前壁或后壁,但以后壁为多见。裂口呈横新月形,但宫颈外口完整。患者一般流血较多。窥阴器扩开阴道时即可看到裂口,甚至可见到胎盘嵌顿于裂口处。

(三)预防和治疗

(1)凡用依沙吖啶引产时,不应滥用缩宫素,特别是不应采用米索前列醇加强子宫收缩。引产时若子宫收缩过强,产妇诉下腹剧烈疼痛,并有烦躁不安,而宫口扩张缓慢时,应立即肌内注射哌替啶100 mg及莨菪碱 0.5 mg 以促使子宫松弛,已加用静脉注射缩宫素者应尽速停止滴注。

(2)中孕引产后不论流血多少,应常规检查阴道和宫颈。发现撕裂者立即用人工合成可吸收缝线修补。

(3)凡因宫颈内口闭合不全出现晚期流产者,可在非妊娠期进行手术矫正,但疗效不佳。现多主张在妊娠14～19周用10号丝线前后各套2 cm长橡皮管绕宫颈缝合扎紧以关闭颈管。待妊娠近足月或临产前拆除缝线。

第四节 压力性尿失禁

压力性尿失禁(stress urinary incontinence,SUI)是指由于腹压增高引起的尿液不自主流出。真性压力性尿失禁(genuine stress incontinence,GSI)指在膀胱肌肉无收缩状态下,由于膀胱内压大于尿道压而发生的不自主性尿流出,是由于压力差导致的尿流出。压力性尿失禁患者的常见主诉是当腹压增高时(如咳嗽、打喷嚏等)出现无法抑制的漏尿现象。急迫性尿失禁是由于膀胱无抑制性收缩使膀胱内压力增加导致的尿液自尿道口溢出。弄清这两种尿失禁区别的意义在于,真性压力性尿失禁可以通过手术恢复尿道及其周围组织的正常解剖关系,达到治疗的目的;而急迫性尿失禁主要依靠药物和行为的治疗,使膀胱的自发性收缩得到抑制。如果这两种尿失禁同时存在,那么诊断和治疗起来就比较复杂。

一、病因学

压力性尿失禁的病因复杂,主要的有年龄因素、婚育因素和既往妇科手术史等因素。其他可能的危险因素包括体重指数过高、类似的家族史、吸烟史、慢性便秘等。由于这些因素的复杂关系,很难预测出现尿失禁的概率。

二、控尿机制

GSI是由于腹部压力增加,这种压力又传递到膀胱。尽管此时膀胱无收缩,但突然升高的腹压传到膀胱,使膀胱内压的升高超过膀胱颈和尿道括约肌产生的阻力而导致漏尿。尿道闭合压力的异常有多方面的原因,但主要有以下3个方面:主动控尿机制缺陷、解剖损伤及尿道黏膜封闭不全。

(一)主动控尿功能

女性主动控尿功能由尿道括约肌和膀胱颈肌肉的主动收缩产生,这些肌肉的主动收缩提供了膀胱出口闭合的力量。这些收缩彼此独立并且和传递到近端尿道的力结合在一起,形成了尿道关闭压。正常情况下,尿道主动收缩发生在腹压内升高前250微秒,咳嗽或打喷嚏导致腹压升高,首先主动提前收缩膀胱关闭膀胱出口,抵抗腹压压迫膀胱产生的排尿作用。分娩创伤和其他尿失禁的诱发因素可使的支配相关肌肉的神经受到损伤或肌肉本身的损伤后由瘢痕组织替代,这些可使盆底肌和括约肌的质量和数量发生变化,导致SUI。

(二)维持控尿的解剖基础

女性尿道是膀胱闭合控制机制的功能部分,其本身并无真正的内括约肌。一般说只要上端一半尿道是完整的,且有适当的功能,排尿即可自行节制。膀胱控制良好的决定性因素是膀胱颈和膀胱周围的韧带筋膜等支持组织,若解剖上这些支持组织完整,则尿道中上段是作为腹腔内器官存在。腹压增高时,在传递到膀胱表面时也以同样程度和大小传递到腹内的尿道近端;同时支持膀胱颈和尿道的韧带筋膜的韧性对腹压产生反作用力,从而挤压尿道,使得膀胱出口关闭。控尿正常的女性,这种传递来的挤压力在腹压传递到来后,或传递到膀胱颈和尿道的同时就开始了。相反,患有压力性尿失禁女性的这些韧带较松弛和受到牵拉,造成膀胱颈下降,以致腹压不能传递到近端尿道和膀胱颈(图 1-5)。因此,对于这类患者的咳嗽和打喷嚏等增加的腹压仅作用于膀胱,不作用于膀胱颈和尿道近端,产生较强的排尿力量。

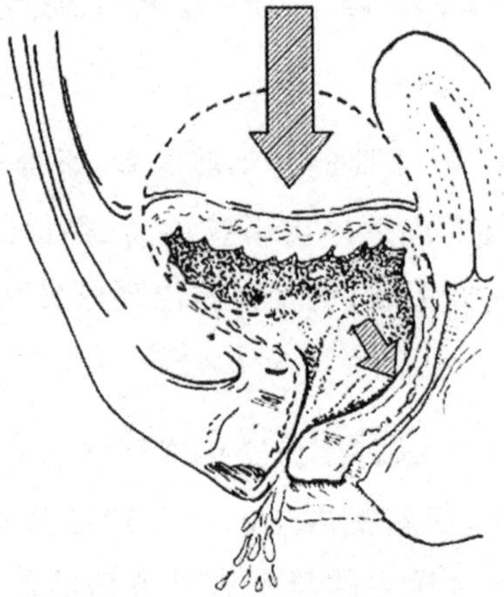

图 1-5 压力性尿失禁发生机制

膀胱尿道结合部支撑不良,腹内压增加时周围支撑组织失去对腹压的抵抗,发生漏尿

(三)尿道黏膜及黏膜下结构

柔软的尿道上皮和尿道黏膜下血管丛产生的黏膜密封作用是参与控尿的第三个机制。女性尿道平滑肌与上皮内层之间有丰富的血液供应,大大增厚并加强了黏膜层,使得尿道壁自然关闭,提高了尿道静压。尿道上皮黏膜血管丛对雌激素敏感,雌激素的作用使其血流丰富、黏膜柔软且厚实。如果尿道失去了柔软性,或者由于手术、放疗、雌激素缺乏使黏膜下血液供应不良,也会影响尿道严密闭合(图 1-6)。

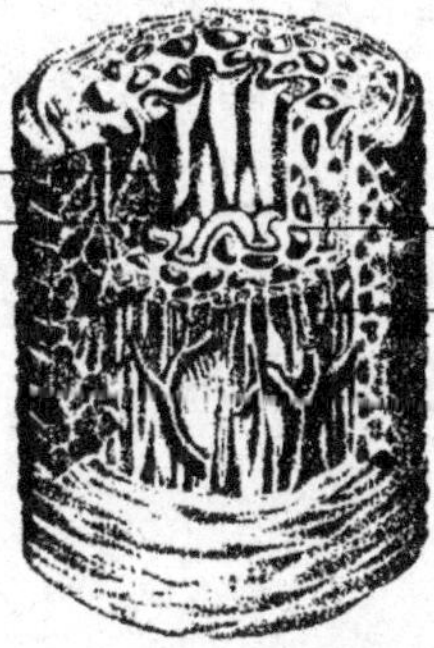

图 1-6 女性尿道黏膜及黏膜下结构

雌激素影响尿道黏膜及黏膜下血供，增加尿道血流及黏膜厚度

上述 3 种机制的同时作用维持控尿。这可以解释为什么当一个年轻女性经过多次生产，并有韧带损伤(控尿的解剖机制丧失)，却无压力性尿失禁，直到绝经期后，雌激素水平下降(尿道黏膜的封闭机制减弱)才出现压力性尿失禁。这也可以解释为什么不是所有患尿道过度移动的女性都发生压力性尿失禁，因为增加主动机制的作用和尿道黏膜保持完好可以代偿解剖机制的丧失。在深入了解控尿机制的相互作用后，可以理解为什么对有些女性行标准的膀胱颈悬吊术效果不佳。

三、压力性尿失禁的分类

尿失禁的分类方法有许多种，但多数的分类方法都是依据解剖和生理学方面的变化。这些分类的意义在于能够预测手术的成功率。有学者注意到，无尿失禁女性的尿道侧位观，其上部尿道与垂直线的夹角＜30°(即尿道倾斜角为10°～30°)，膀胱尿道后角在 90°～100°。而尿失禁患者由于解剖支撑不良，尿道高活动性，有力时尿道旋转下降，使尿道倾斜角增大，若角度倾斜30°～45°，为压力性尿失禁Ⅰ；＞45°为Ⅱ型(图 1-7)。

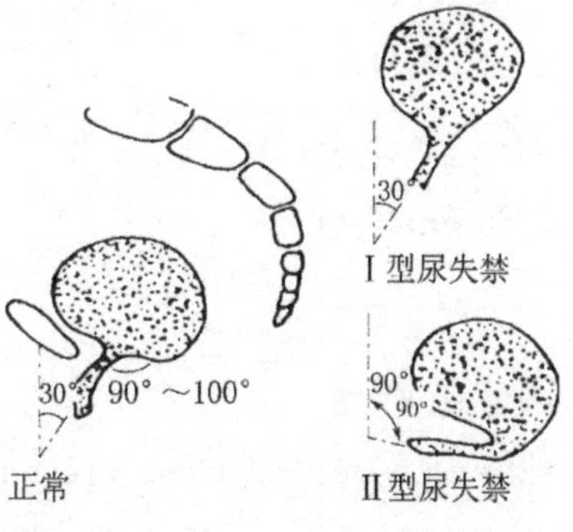

图 1-7 Ⅰ型和Ⅱ型真性压力性尿失禁膀胱颈及尿道后角形态改变示意图

压力性尿失禁的概念包括尿道的解剖和功能。有学者把影像学诊断技术和流体力学技术结合起来，同时观察尿道的解剖和功能，提出固有括约肌缺损的概念，此类尿失禁属于Ⅲ型尿失禁。人们发现，膀胱颈悬吊术治疗Ⅲ型尿失禁不如尿道吊带悬吊术效果好。提出Ⅲ型尿失禁是压力性尿失禁的认识和诊断中的一项重要的进步。许多医师主张行尿道悬吊术治疗Ⅰ型和Ⅱ型尿失禁，对Ⅲ型尿失禁主张行尿道吊带悬吊术。

(一)影像尿流动力学分型

1.0 型 SUI

典型 SUI 病史，但临床和尿动力学检查未能显示 SUI。影像尿动力学示膀胱颈后尿道位于耻骨联合下缘上方，应力状态下膀胱颈后尿道开放并有所下降。

2.Ⅰ型 SUI

静止状态膀胱颈关闭并位于耻骨联合下缘上方，应力状态下膀胱颈开放并下移，但下移距离＜2 cm。应力状态下常出现尿失禁，无或轻微膀胱膨出。

3.ⅡA 型 SUI

静止状态膀胱颈关闭并位于耻骨联合下缘之上，应力状态下膀胱颈后尿道开放，尿道扭曲下移膀胱膨出。应力状态下通常会出现明显尿失禁。

4.ⅡB 型 SUI

静止状态膀胱颈关闭并位于耻骨联合下缘或其之下，应力状态下膀胱颈可不下移，但颈部后尿道开放并出现尿失禁。

5.Ⅲ型 SUI

静止状态逼尿肌未收缩时膀胱颈后尿道即处于开放状态。腹压轻微升高或仅重力作用即可出现明显的尿失禁。

(二)腹压漏尿点压(ALPP)分型

(1)Ⅰ型 SUI：ALPP≥90 cmH_2O。

(2)Ⅱ型 SUI：ALPP 60～90 cmH_2O。

(3)Ⅲ型 SUI：ALPP≤60 cmH_2O。

(三)尿道压分型

1.尿道固有括约肌功能障碍型

最大尿道闭合压(maximum urethral close pressure，MUCP)≤20 cmH_2O 的压力性尿失禁患者(另一意见为＜30 cmH_2O)。

2.解剖型

最大尿道闭合压（MUCP）＞20 cmH_2O的压力性尿失禁患者（另一意见为＞30 cmH_2O）。

四、压力性尿失禁的分度

压力性尿失禁分轻、中、重3度。

（一）主观分度

1.轻度

一般活动及夜间无尿失禁，腹压增加时偶发尿失禁，不需要佩戴尿垫。

2.中度

腹压增加及起立活动时，有频繁的尿失禁，日常生活中需要佩戴尿垫。

3.重度

起立活动或卧位体位变化时即有尿失禁。

（二）客观分度

以尿垫试验为基准，可有24小时尿垫、3小时尿垫及1小时尿垫试验。因24小时、3小时尿垫试验受时间、环境及患者依从性影响太大，目前较推荐1小时尿垫试验，但目前尚无统一标准，尚需积累经验。应用较多的1小时尿垫试验为依据的分度如下。

1.轻度

1小时尿垫试验＜2 g。

2.中度

1小时尿垫试验2～10 g。

3.重度

1小时尿垫试验＞10 g。

五、压力性尿失禁的临床评估

（一）压力性尿失禁病史

1.与压力性尿失禁相关的症状和病史

病史和体检是尿失禁诊断的基础。详尽的病史能提供有关尿失禁病因的相关信息，也能为选择进一步的检查而提供依据。引起尿失禁的病因很多，如泌尿系统感染、萎缩性阴道炎、急性谵妄状态、运动受限、便秘，以及各种药物可引起暂时性尿失禁。Resnick曾归纳了几种引起暂时性尿失禁的最常见病因，创建了

“DIAPPERS”记忆法。而女性压力性尿失禁与生育、肥胖、盆腔手术等因素有关；男性压力性尿失禁多为前列腺手术所致。

在病史采集中需对患者的主诉进行一定的分析。如主诉尿急，有可能指突然出现强烈的排尿感（常为急迫性尿失禁）；或患者因担心尿液溢出而做出的过度反应（压力性尿失禁的表现）；或患者憋尿时感觉下腹部严重不适、疼痛并无急迫排尿感；或未曾出现过急迫性尿失禁（感觉型尿急或间质性膀胱炎表现）。尿频通常指每天排尿次数>7 次。尿频可因过多服用利尿剂或咖啡因等能刺激利尿的饮料，但这种尿频为尿量过多所致，表现为排尿次数增加而排尿量基本正常，又称多尿。而因泌尿系统疾病产生的尿频为排尿次数增加的同时每次排尿量明显减少（24 小时平均每次排尿量<200 mL）。原因有泌尿系统感染（感觉型尿急）、逼尿肌过度活动（运动型尿急）、膀胱排空障碍（残余尿增多或慢性尿潴留）等。其他膀胱内病理改变如膀胱内结石、膀胱结核和膀胱癌也会出现尿频症状。另外，泌尿系统外疾病如盆腔肿物、妊娠、盆腔炎、前列腺炎等也是造成尿频的常见原因。如需进一步了解尿频的原因需询问以上所有疾病的病史才能做出准确的诊断。夜尿增多与多种因素有关，如逼尿肌过度活动，残余尿增多所致的膀胱有效容量减少和夜间尿量过多，也有可能与睡眠方面的疾病有关。白天尿频而夜间正常者常提示有精神因素作用，或与饮水过多、口服利尿剂和饮食中有利尿成分（如咖啡因）等有关。

女性膀胱膨出者，常因膀胱颈后尿道下移出现压力性尿失禁，而膨出严重者则因尿道扭曲反而出现排尿困难，甚至充盈性尿失禁。

各种各样可能影响到膀胱尿道功能的神经系统疾病均可导致尿失禁的发生。如糖尿病早期可出现逼尿肌过度活动所致的急迫性尿失禁，而糖尿病性膀胱病变严重者因逼尿肌收缩无力而出现充盈性尿失禁。高位截瘫多因逼尿肌反射亢进导致急迫性尿失禁，而骶髓损伤则常导致充盈性尿失禁。

2.反映压力性尿失禁特征和严重程度的症状

女性压力性尿失禁为尿道功能障碍所致，根据其发病机制不同分为两型：解剖型压力性尿失禁，表现为膀胱颈后尿道明显下移；固有尿道括约肌缺陷型压力性尿失禁（intrinsic sphincter deficiency，ISD）。两种压力性尿失禁的鉴别极为重要，标准的膀胱颈悬吊术对 ISD 疗效极差。根据定义，ISD 的产生与尿道固有括约肌机制下降有关，产生或提示尿道固有括约肌功能受损的因素很多，在询问病史时应加以考虑。一般来说，解剖型压力性尿失禁多为轻、中度，而 ISD 者尿失禁严重；此外还可以通过尿动力学检查（腹压型漏尿点压力<60 cmH_2O）鉴别是

否为ISD。通过临床表现可以对压力性尿失禁的严重程度进行初步评估。有资料显示，Stamey分级系统与ISD的严重程度呈正相关，如患者压力性尿失禁症状严重时应考虑ISD的可能性。咳嗽、大笑或打喷嚏等出现轻、中度压力性尿失禁者多与膀胱颈后尿道下移有关，因此需了解患者有无膀胱膨出及其严重程度。如询问下蹲时有无阴道口肿物膨出感，或下蹲时是否有明显的排尿困难等，这些症状均提示可能存在膀胱后壁膨出（膀胱颈后尿道随之下移）。同时需了解有无生育、难产、子宫切除等可能损害盆底肌功能、造成膀胱后壁膨出的因素。若平卧有咳嗽漏尿，但下蹲确有排尿困难者常提示有严重的膀胱后壁膨出（或称阴道前壁膨出）。有时膀胱后壁膨出者常主诉排尿困难，并无明显压力性尿失禁症状，但并非无压力性尿失禁，一旦将膨出的阴道前壁复位后即可表现出典型的压力性尿失禁。

3.既往史

既往史应包括过去及现在疾病史、手术史、妇产科病史和目前药物史。神经系统状态会影响膀胱和括约肌功能，如多发性硬化症、脊柱损伤、腰椎疾病、糖尿病、脑卒中、帕金森病和脊柱发育不良等。应了解患者以前有无神经系统疾病，如肌肉萎缩、瘫痪、震颤、麻木、麻刺感。了解有无肌肉痛、瘫痪或不协调运动及双眼视力情况。前列腺手术、阴道手术或尿失禁手术可能导致括约肌损伤；直肠和根治性子宫切除术可能会造成神经系统损伤；放射治疗可以导致小容量低顺应性膀胱或放射性膀胱炎。

药物治疗可加重或导致尿失禁，如老年人常服用的利尿剂、α受体激动剂和α受体阻滞剂（可影响到膀胱颈平滑肌的张力）；抗胆碱能药物可通过阻断神经-肌肉接头而抑制逼尿肌收缩，导致尿潴留，进而引起充溢性尿失禁。钙离子通道阻滞剂亦可抑制逼尿肌收缩。

按激素水平分为绝经前期、绝经期和绝经后期。如果为绝经后期必须注意是否接受激素补充治疗，因为低雌激素导致的尿道黏膜萎缩对尿道结合部有不良影响。分娩史应当包括活产总数、最大胎儿体重、分娩方式及第二产程。胎儿高体重和第二产程延长可造成盆神经的损伤。应当询问患者尿失禁的出现与妊娠、分娩、绝经、手术的关系，为病理生理分析提供线索。

(二)体格检查

尿失禁患者的体格检查分为3个步骤：①腹部和背部检查；②盆底检查：女性检查内容包括有无器官膨出，阴道疾病应行阴道双合诊了解子宫和附件；③神经系统的评估。

1.初步评估

初步评估包括望诊有无肥胖、先前手术瘢痕或有无腹部和腹股沟疝。有无神经系统疾病的体表征象，如骶部皮肤凹陷、皮下脂肪瘤、毛发、色素沉着和隆起等。腹部触诊有无下腹部压痛和胀满等尿潴留体征。耻骨上叩诊可了解膀胱充盈程度。背部和脊柱检查了解有无骨骼畸形、外伤和手术瘢痕等。

2.女性盆底的检查

对病史及尿失禁严重程度的了解，可初步判断尿失禁的类型和产生原因。但女性尿失禁患者盆底的检查往往能提供有关的客观证据。如曾有膀胱颈悬吊术病史而症状复发者，经阴道检查发现阴道前壁支撑良好，提示该患者压力性尿失禁的类型为 ISD。

女性盆底检查最主要的目的是了解女性患者有无膀胱后壁、直肠和子宫的膨出或下垂。如存在严重的膀胱前后壁膨出或子宫下垂，单纯进行压力性尿失禁手术不但会造成压力性尿失禁手术的失败，还可因术后尿道扭曲造成排尿困难等，也会给日后进行生殖器官膨出或下垂的修补手术带来困难。

(1)阴道窥器检查：患者取截石位，先观察女性外生殖器有无异常，如小阴唇过度向后分开或肛门后移，提示会阴体张力减退或去神经化。放入窥器之前应通过阴道口连接有无黏膜萎缩和阴道口狭窄。

放入阴道窥器后，应有次序地系统检查 3 个方面：阴道前壁、阴道顶部和阴道后壁，具体如下。①阴道前壁：采用阴道拉钩压住阴道后壁即可显示阴道前壁。观察有无尿道肉阜、尿道旁囊肿和尿道旁腺炎等，尿道硬结常提示尿道炎症、憩室或肿瘤。如有尿道憩室挤压之尿道口可见脓性分泌物。苍白、薄而发亮的阴道黏膜或黏膜皱襞消失则提示为缺乏雌激素所致的阴道炎。若曾行耻骨后阴道前壁悬吊术，阴道前壁留有瘢痕且固定，压力性尿失禁症状仍然严重则提示为 ISD。静止时阴道后壁平坦而前壁隆起则提示存在膀胱膨出，可根据患者屏气增加腹压是评估膀胱膨出的严重程度。目前临床上将膀胱膨出分为 4 级：轻度或Ⅰ级膨出仅行膀胱颈悬吊术即可；Ⅱ级膨出选择膀胱四角悬吊术；Ⅲ级以上者应在行膀胱颈悬吊术同时行膀胱膨出修补(表 1-1)。②阴道顶部：再用一阴道拉钩沿阴道前壁置入并向上提拉以暴露阴道顶部。观察子宫颈位置或子宫全切术后患者的阴道顶部位置。增加腹压时子宫颈下移提示子宫脱垂。如发现子宫颈位置异常或阴道黏膜病变，应进行详尽的妇科检查。③阴道后壁：子宫切除术后患者增加腹压时阴道顶部出现下移，提示可能存在肠道膨出或阴道穹隆脱垂。测量阴道后壁的长度可鉴别是否为肠道膨出或阴道穹隆脱垂。若为阴道穹隆脱垂,阴道后壁长度缩短;而阴道顶部膨出为肠道脱垂所致则阴道后壁长度可无明显变化。若可疑肠道膨出,应同时进行直肠和阴道检查。患者取立位,检查者拇指和示指分别置入阴道和直肠内,嘱患者咳嗽或增加腹压,在两指间膨出疝囊处可感觉因咳嗽或增加腹压所产生的脉冲波动。

表11 膀胱膨出临床分级

分级	表现
Ⅰ	膀胱后壁轻度下移
Ⅱ	增加腹压时膀胱后壁下移至阴道口
Ⅲ	静止时膀胱后壁下移至阴道口
Ⅳ	静止或腹压增加时膀胱膨出至阴唇处

用阴道拉钩固定后,如仍有阴道壁膨出(阴道前壁修补术后),则可能为直肠膨出(或称阴道后壁膨出)。阴道后壁膨出更接近阴道口。有时阴道后壁膨出严重或位置较高则难与阴道穹隆部膨出相鉴别,常在手术中才能区别。怀疑阴道后壁膨出者,还应了解患者会阴体的完整性,会阴中心腱会阴肌的张力。

(2)其他检查。①棉签试验:是判断膀胱颈后尿道有无下移的一项简便方法。患者取截石位,尿道内注入润滑剂,将一消毒棉签经尿道插入膀胱,嘱患者增加腹压,如膀胱颈后尿道下移,则棉签抬高,加压前后夹角变化>30°则提示膀胱颈后尿道有下移。②诱发试验和膀胱颈抬举试验:患者憋足尿并取截石位,示指和中指分别置于阴道两侧穹隆部,嘱患者增加腹压,若同时有尿液流出,即为诱发试验阳性。在做诱发试验时应注意观察漏尿的时间和伴随症状,压力性尿失禁者在腹压增高的同时出现漏尿,无明显的伴随症状;而急迫性尿失禁者常在腹压增高后出现漏尿,该现象与腹压等活动诱发逼尿肌无抑制性收缩有关,患者在漏尿的同时常伴有尿急症状。若诱发试验阳性,再次嘱患者增加腹压,在出现漏尿后,再两指抬高,托起膀胱颈后尿道,若漏尿停止则膀胱颈抬举试验阳性。该结果提示压力性尿失禁与膀胱颈后尿道下移有关。注意在行膀胱颈抬举试验时阴道内手指不能直接压迫尿道,否则可造成假阳性。若抬高膀胱颈后尿道后仍漏尿,则有两种可能:一种为膀胱颈位置抬高不够所造成的假阴性;否则,提示患者尿道固有括约肌功能存在明显的缺陷。

3.神经系统的检查

详尽的神经系统检查应包括4个方面:①精神状态;②感觉功能;③运动功能;④反射的完整性。首先观察患者有无痴呆、麻痹性痴呆、瘫痪、震颤,以及有无不同程度的运动障碍。通过检查患者的方向感、语言表达能力、认知水平、记忆和理解能力等评估其精神状态。排尿障碍性疾病可与痴呆、脑卒中、帕金森病或多发硬化等所致的精神状态改变有关,也可为这类疾病所致的神经系统损伤所致。可根据不同皮区感觉的缺失了解神经损伤的水平。在检查某一特定皮区时应同时检查其位置感、震颤感、针刺感、轻触感和温度觉等。常用的脊髓水平皮区标志有乳头(T_4～T_5),脐(T_{10}),阴茎底部、阴囊上部和大阴唇(L_1),阴囊中部和小阴唇(L_1～L_2),膝前部(L_3),足底和足外侧面(S_1),会阴及肛周(S_1～S_5)。

运动系统评估中首先应检查有无肌肉萎缩,运动功能的不完全丧失定义为"麻痹",而功能完全丧失则定义为"瘫痪"。下肢应检查的肌肉有胫前肌(L_4～S_1),腓肠肌(L_5～S_2)、趾展肌(L_4～S_1)。可通过背屈、跖屈和趾展活动来了解以上这些肌肉的功能。

通常采用一定部位的皮肤感觉评估了解骶皮神经反射功能。骶神经根(S_2～S_4)主要分布于尿道外括约肌和肛门外括约肌,在临床上一般认为肛门外括约肌是会阴所有横纹肌的代表,因此通过肛门外括约肌来预测尿道外括约肌的功能。最常用的反射是皮肤肛门反射(S_2～S_5),即轻触肛门黏膜皮肤交界处可引起肛门外括约肌的收缩。该反射消失提示骶神经的损害,但有时正常老年人此反射也不甚明显,还应行直肠指诊。除了解有关前列腺的情况外,怀疑有神经系统疾病者应评估患者肛门括约肌张力和肛门自主收缩的能力。肛门自主收缩能力正常则提示盆底肌肉神经支配和骶髓圆锥功能的完整;若肛门括约肌张力和肛门自主收缩能力明显减弱或消失,则提示骶神经或外周神经受到损害,甚至圆锥功能完全丧失;而肛门括约肌张力存在,但不能自主收缩者常提示存在骶上神经的损伤。

尽管前庭球肌反射专指前庭球的反射性收缩,但该反射可用于检查所有会阴横纹肌的神经系统。前庭球肌反射为反映骶髓(S_2～S_4)活动的骶髓局部反射。前庭球肌反射检查男女不同,检查者预先将右手示指置入患者的肛门内(通常在直肠指诊时进行),然后用左手突然挤压患者的阴茎头,如肛门括约肌出现收缩,提示前庭球肌反射存在。女性患者则通常采用挤压阴蒂进行前庭球肌反射检查。留着导尿管者可通过突然向外牵拉导尿管刺激膀胱颈来诱发前庭球肌反射。前庭球肌反射消失通常提示骶神经受到损害,但大约20%正常女性前庭球肌反射可缺失。

六、压力性尿失禁的治疗

当尿失禁的诊断、分类和严重程度被确定下来,就要选择治疗方法。以下是一些应用于压力性尿失禁的非手术和手术治疗方法。

（一）非手术治疗

一般认为，非手术治疗是SUI的第一线治疗方法，主要用于轻、中度患者，同时还可以作为手术治疗前后的辅助治疗。SUI的非手术治疗方法主要包括生活方式干预、盆底肌训练、盆底电磁刺激、膀胱训练、佩戴止尿器、子宫脱和药物治疗等。

1.生活方式干预

减轻体重、戒烟、禁止饮用含咖啡因饮料、生活起居规律、避免强体力劳动和避免参加增加腹压的体育活动等。

2.盆底肌训练

盆底肌训练又称凯格尔运动，由德国医师 Arnold Kegel 在 1948 年提出，半个多世纪以来一直在尿失禁的治疗中占据重要地位，目前仍然是SUI最常用和效果最好的非手术治疗方法。其主要内容是通过持续收缩盆底肌（提肛运动）2～6秒，松弛休息2～6秒，如此反复10～15次。每天训练3～8次，持续6～8周为1个疗程。

3.盆底电磁刺激

从1998年开始，磁场刺激被用来治疗尿失禁。目前用于临床的神经-肌肉刺激设备能产生脉冲式超低频地磁场，有固定式和便携式两种。便携式家庭装治疗仪的使用极为方便，可以穿戴于下腹部，无须脱去贴身衣服。盆底电磁刺激每次20分钟，一周2次，6周为1个疗程。治疗3个月后，其有效率可达50%，尿失禁的量和生活质量评分均明显提高。有资料表明，盆底电磁场刺激后盆底肌肉最大收缩压的改变程度高于盆底肌训练。盆底电磁刺激可能的不良反应主要为下腹部及下肢疼痛不适，但发生率很低。

4.射频治疗

利用射频电磁能的振荡发热使膀胱颈和尿道周围局部结缔组织变性，导致胶原沉淀、支撑尿道和膀胱颈的结缔组织挛缩，结果抬高了尿道周围阴道旁结缔组织，恢复并稳定尿道和膀胱颈的正常解剖位置，从而达到控尿的目的。该方法可靠、微创、无明显不良反应，但尚在探索应用阶段。

5.膀胱训练

（1）方法一：延迟排尿，逐渐使每次排尿量＞300 mL。①治疗原理：重新学习和掌握控制排尿的技能；打断精神因素的恶性循环；降低膀胱的敏感性。②禁忌证：低顺应性膀胱，充盈期末逼尿肌压＞40 cmH_2O。③要求：切实按计划实施治疗。④配合措施：充分的思想工作；排尿日记；其他。

(2)方法二：定时排尿。①目的：减少尿失禁次数，提高生活质量。②适应证：尿失禁严重，且难以控制者。③禁忌证：伴有严重尿频。

6.佩戴止尿器

其作用原理是乳头产生的负压将尿道外口黏膜和远端尿道吸入使之对合，同时对尿道远端组织起稳定及支托作用。外用止尿器对轻、中度的SUI效果较好，对年轻患者，还具有使会阴肌肉张力恢复的效果，缺点是易引发尿路感染。另外，止尿器也可以置入尿道内，疗效优于外置止尿器，但其感染机会明显增加。使用阴道止尿器，可使得24小时失禁的尿液量明显减少，提高患者生活质量评分。

7.子宫托

其设计目的是为尿道和膀胱颈提供不同程度的支撑，以改善SUI的症状。对于配合盆底肌训练依从性较差的患者或治疗无效的患者，尤其是不适合手术治疗者，可考虑使用子宫托。

8.药物治疗

主要适用于轻、中度女性压力性尿失禁患者。其主要作用原理在于增加尿道闭合压，提高尿道关闭功能，以达到控尿的目的，而对膀胱尿道解剖学异常无明显作用。目前主要有3种药物用于SUI的治疗：α-肾上腺素能激动剂、三环类抗抑郁药和雌激素补充。

(1)α_1-肾上腺素能激动剂。①原理：激活尿道平滑肌α_1受体及躯体运动神经元，增加尿道阻力。②不良反应：高血压、心悸、头痛和肢端发冷，严重者可发作脑卒中。③常用药物：米多君、甲氧明。米多君的不良反应较甲氧明更小。美国食品药品监督管理局禁止将苯丙醇胺用于压力性尿失禁治疗。④用法：每次2.5 mg，每天2次。⑤疗效：有效，尤其是合并使用雌激素或盆底肌训练等方法时疗效较好。

(2)三环类抗抑郁药。①原理：抑制肾上腺素能神经末梢的去甲肾上腺素和5-羟色胺再吸收，增加尿道平滑肌的收缩力；并可以从脊髓水平影响尿道横纹肌的收缩功能；抑制膀胱平滑肌收缩，缓解急迫性尿失禁。②用法：50～150 mg/d。③疗效：尽管有数个开放性临床试验显示它可以缓解压力性尿失禁症状以及增加尿道闭合压，其疗效仍需随机对照临床试验研究加以证实。④不良反应：口干、视力模糊、便秘、尿潴留和直立性低血压等胆碱能受体阻断症状；镇静、昏迷等H1受体阻断症状；心律失常、心肌收缩力减弱；有成瘾性；过量可致死。目前此类药物常用有丙米嗪。更新型制剂，不良反应较小，但在中国未上市。

(3)雌激素。①原理：促进尿道黏膜、黏膜下血管丛及结缔组织增生；增加α肾上腺素能受体的数量和敏感性。通过作用于上皮、血管、结缔组织和肌肉4层组织中的雌激素敏感受体来维持尿道的主动张力。②用法：口服或经阴道黏膜外用。③疗效：雌激素曾经广泛应用于压力性尿失禁的治疗，可以缓解尿频、尿急症状，但不能减少尿失禁，且有诱发和加重尿失禁的风险。④不良反应：最新研究对雌性激素，特别是过去常用的单纯性雌激素(如己烯雌酚)在治疗女性压力性尿失禁中的作用提出了质疑，有资料显示这类激素在应用的早期阶段有一定疗效，但如果长期应用不仅有较多的不良反应如增加子宫内膜癌、乳腺癌和心血管病的风险，且有加重压力性尿失禁症状的可能性。

(二)手术治疗

女性压力性尿失禁患者治疗方法选择需考虑下列几个重要问题：①SUI是单纯解剖性、内在括约肌失功能，还是两者混合所致；②SUI伴有尿频、尿急的患者，是否存在急迫性尿失禁的病因，在手术纠正解剖因素后，尿频、尿急、尿失禁是否仍然存在；③SUI患者伴有膀胱膨出，在施行尿道悬吊术后是否会发生排尿困难、残余尿甚至尿潴留。要解决上述问题，需进行全面检查。

1.Marshall 实验

用示指、中指在膀胱颈下、尿道两旁将阴道壁抬高后，用腹压时可阻止尿液外流；做Q-tip试验将轻探针插入尿道深部，在使用腹压时探针与躯体水平抬高超过30°角。上述两个试验提示尿道过度活动所致的解剖性SUI。

2.测量尿道长度

若短于3 cm，外阴、阴道及尿道呈老年性萎缩，或曾有医源性膀胱尿道神经损伤史，应考虑为内在尿道括约肌失功能所致的尿失禁。

3.做尿液常规检查及尿道按摩后首段尿液检查

注意有无泌尿生殖道感染或炎症，必要时做尿动力学检查，以排除膀胱过度活动症及急迫性尿失禁。

4.妇科检查

注意有无膀胱膨出及子宫脱垂，必要时取站立抬高一侧股部，观察用腹压时阴道壁膨出及子宫脱垂的程度。

上述检查若证实合并膀胱过度活动症、泌尿生殖系统感染或炎症，或明显有膀胱膨出、子宫脱垂等情况，应分别予以处理。伴有内在括约肌失功能的患者，尿道悬吊术可能收效，病情严重者需要施行尿道括约肌假体手术。伴有尿频、尿急的解剖性压力性患者，若无导致急迫症状的病因，是否应实施尿道悬吊术，是较难取舍的问题，此类患者经各种药物治疗、物理治疗及针灸治疗，若症状无改善，在取得患者理解及同意后，可以施行尿道悬吊术。Schrepferman 通过临床观察，发现 SUI 伴低压运动性急迫症状者（尿动力学检查于膀胱内压＜15 cmH_2O 时产生逼尿肌不稳定收缩的振幅），术后 91%患者急迫症状缓解；而在伴有高压运动性急迫症状者中仅 28%缓解，在感觉性急迫症状者仅 39%术后急迫症状缓解。提示术前伴有低压运动性急迫症状的妇女在施行膀胱颈悬吊术后，极少遗留尿急症状。

压力性尿失禁的手术有 150 多种术式，许多方法之间往往仅有很小的差异，而更多的是解剖学名词的纷繁和操作技巧的细微不同。目前用于压力性尿失禁的手术主要有以下 4 类。①泌尿生殖膈成形术：阴道前壁修补术和 Kely 折叠术。②耻骨后尿道悬吊术：Burch 手术。③悬吊带术：悬吊带术可用自身筋膜（腹直肌、侧筋膜、圆韧带）或合成材料医用材料带（阴道无张力尿道中段悬吊术 TVT、经阴道悬吊带术 IVS、SPARC 悬吊术、经闭孔阴道无张力尿道中段悬吊术 TVTO/TOT 等）。④膀胱颈旁填充剂注射：明胶醛交叉连接牛胶原蛋白及已被允许用于治疗 SUI。

经过实践检验，1997 年美国尿控协会对女性 SUI 治疗的临床规范上提出耻骨后尿道悬吊术和悬吊带术是治疗女性 SUI 的有效方法。

SUI 手术治疗的主要适应证包括：①非手术治疗效果不佳或不能坚持，不能耐受，预期效果不佳的患者。②中重度压力性尿失禁，严重影响生活质量的患者。③生活质量要求较高的患者。④伴有盆腔脏器脱垂等盆底功能病变需行盆底重建者，应同时行抗压力性尿失禁手术。

SUI 手术治疗的主要禁忌证包括：①伴尿道原因的排空困难；②膀胱逼尿肌不稳定；③严重的心、肝、肺、肾等疾病。

行手术治疗前应注意：①征询患者及家属的意愿，在充分沟通的基础上做出选择；②注意评估膀胱尿道功能，必要时应行尿动力学检查；③根据患者的具体情况选择术式，要考虑手术的疗效、并发症及手术费用，并尽量选择创伤小的术式；④尽量考虑到尿失禁的分类及分型；⑤对特殊病例应灵活处理，如多次手术或尿外渗导致的盆腔固定患者，在行抗尿失禁手术前应对膀胱颈和后尿道行充分的松解；对尿道无显著移动的Ⅲ型 ISD 患者，术式选择首推为经尿道注射，次为人工尿道括约肌及尿道中段吊带。

第二章

女性生殖内分泌疾病

第一节 痛　　经

痛经是指在月经前、后月经期出现下腹疼痛、坠胀，伴腰酸或其他不适，影响正常生活。痛经常发生在年轻女性，其疼痛常为痉挛性。痛经分为原发性和继发性两种，原发性痛经是指痛经不伴有明显的盆腔疾病，又称为功能性痛经；继发性痛经是由于盆腔疾病导致的痛经，又称为器质性痛经，常见于子宫内膜异位症、子宫腺肌病、生殖道畸形、慢性盆腔炎、宫腔粘连及子宫肌瘤等疾病。

由于每个人的疼痛阈值不同，临床上又缺乏客观的测量疼痛程度的方法，故有关痛经的发病率文献报道差别较大。我国 1980 年全国女性月经生理常数协作组的全国抽样调查结果显示，痛经的发生率为 33.19%，其中原发性痛经为 36.06%，而轻度痛经占 45.73%，中度占 38.81%，重度占 13.55%。

痛经的发生与年龄、是否分娩有关。月经来潮的最初几个月很少发生痛经。16～18 岁时发病率最高，可达 82%，以后逐渐下降，50 岁时维持在 20%，性生活的开始可以降低痛经的发生率。有过足月分娩史的女性其痛经的发生率及严重程度明显低于无妊娠史或虽有妊娠但自然流产或人工流产者。初潮早、月经期长、经量多的女性痛经严重，而口服避孕药者痛经的发生率明显降低。痛经还有一定的家族性，痛经者的母亲及妹妹也常有痛经的发生。文化水平和体力活动与痛经无关，寒冷的工作环境与痛经的发生有关。还有研究表明痛经的发生可能与长期接触汞、苯类混合物有关。

一、原发性痛经

(一)病因及发病机制

1.子宫收缩异常

正常月经周期,子宫的基础张力<1.3 kPa(10 mmHg),活动时压力不超过16 kPa(120 mmHg),收缩协调,频率为每10分钟3~4次;痛经时,子宫基础张力升高,活动时压力超过20 kPa(150 mmHg),收缩频率增加并变为不协调或无节律的收缩。子宫异常活动的增强使子宫血流减少,造成子宫缺血,导致痛经发生。研究表明,有些异常的子宫收缩与患者主观感觉的下腹绞痛在时间上是吻合的。引起子宫过度收缩的因素有前列腺素、血管升压素、缩宫素等。

2.前列腺素的合成与释放异常

许多研究表明,子宫合成和释放前列腺素(prosta glandin,PG)增加是发生原发性痛经的重要原因。$PGF_{2\alpha}$使子宫肌层及小血管收缩,与痛经发生关系最密切。在正常子宫内膜,月经前期合成$PGF_{2\alpha}$的能力增强,痛经患者增强更为明显;分泌期子宫内膜PG含量多于增殖期子宫内膜,痛经患者经期内膜、经血内及腹腔冲洗液中PG浓度明显高于正常妇女;月经期PG释放主要在经期第48小时以内,痛经症状则以此段时间最为明显。静脉输入$PGF_{2\alpha}$可以模拟原发性痛经的主要症状如下腹痉挛性疼痛、恶心、腹泻及头痛等。$PGF_{2\alpha}$行中期引产时引起的症状与原发性痛经的临床表现十分相似而证实了这一点。PGE_2和前列环素PGI_2可以使子宫松弛,二者浓度的减低可能与痛经有关。最有利的证据是PG合成酶抑制药(PGSI)如非甾体抗炎药可使本病患者疼痛缓解。

3.血管升压素及缩宫素的作用

血管升压素是引起子宫收缩加强、子宫血流减少的另一种激素。女性体内血管升压素的水平,与雌孕激素水平有一定的关系。因为神经垂体受雌激素刺激可释放血管升压素,这种作用可以被孕激素抵消。在正常情况下,排卵期血管升压素水平最高,黄体期下降,直至月经期。原发性痛经女性黄体期雌激素水平异常升高,所以在月经期血管升压素水平高于正常人2~5倍,造成子宫过度收缩及缺血。

以往认为缩宫素与痛经关系不大,但近来研究证实,非孕子宫也存在缩宫素受体。给痛经女性输入高张盐水后,血中缩宫素水平也升高。增压素和缩宫素都是增加子宫活动导致痛经的重要因素。它们作用的相对重要性,取决于子宫的激素状态,增压素也可能影响非孕子宫的缩宫素受体。用缩宫素拮抗药竞争性抑制缩宫素和增压素受体，可以有效缓解痛经。

4.神经与神经递质

分娩后痛经症状会减轻或消失这一现象，过去一直认为是子宫颈管狭窄这一因素在分娩得到解除所致，可是即使是剖宫产后，痛经也能好转。这一事实引起研究神经的学者们的关注，实验证明，豚鼠子宫上的神经在妊娠后会退化；人类妊娠期子宫去甲肾上腺素水平也低下，即使分娩后子宫的交感神经介质再生，其去甲肾上腺素浓度也不能达到妊娠前水平，所以痛经的症状减轻或消失。Chen 等报道通过腹腔镜行骶前交感神经切除术治疗原发性痛经，效果良好，其原理是切断了来自宫颈、子宫及输卵管近端向脊柱的神经传导，此研究也进一步证实神经与神经传递在原发性痛经中的作用。

5.其他因素

(1)精神因素：有关精神因素与痛经的关系，争论较大。有人认为，痛经妇女精神因素也很重要。痛经女性常表现为自我调节不良、抑郁、焦虑和内向，很多研究表明，抑郁和焦虑等情绪因素影响痛经，但情绪因素如何参与痛经的发生，机制尚不明确；也有人认为精神因素只是影响了对疼痛的反应而非致病因素。

(2)宫颈狭窄：子宫颈管狭窄或子宫极度前屈或后屈，导致经血流出受阻，造成痛经。用 CO_2 通气法进行研究，结果显示痛经患者子宫峡部的张力高于正常妇女。

(3)免疫因素：近来有研究发现，痛经患者的免疫细胞和免疫反应发生改变，淋巴细胞增殖反应下降，血中单核细胞 β-内啡肽水平升高。认为痛经是一种反复发作性疾病，形成了一种身体和心理的压力，从而导致免疫反应的改变。关于痛经与免疫之间的关系还有待于进一步的研究。

(二)临床表现

原发性痛经的临床特点：①青春期常见，多在初潮后 6～12 个月发病，这时排卵周期多已建立，在孕激素作用下，分泌型子宫内膜剥脱时经血的 PG 含量显著高于增殖型内膜经血中浓度。无排卵月经一般不发生痛经。②痛经多自月经来潮后开始，最早出现在经前 12 小时；行经第 1 天疼痛最剧，持续 2～3 天缓解；疼痛程度不一，重者呈痉挛性；部位在耻骨上，可放射至腰骶部和大腿内侧。③有时痛经伴有恶心、呕吐、腹泻、头晕、乏力等症状，严重时面色发白、出冷汗，与临床应用 PG 时引起胃肠道和心血管系统平滑肌过强收缩的不良反应相似。④妇科检查无异常发现。

（三）诊断及鉴别诊断

诊断原发性痛经，主要是排除盆腔器质性病变的存在。采取完整的病史，做详细的体格检查，尤其是妇科检查，必要时结合辅助检查，如B超、腹腔镜、宫腔镜、子宫输卵管碘油造影等，排除子宫内膜异位症、子宫腺肌症、盆腔炎症等，以区别于继发性痛经。另外，还要与慢性盆腔痛区别，后者的疼痛与月经无关。

关于疼痛程度的判定，一般根据疼痛程度对日常生活的影响、全身症状、止痛药应用情况而综合判定。轻度：有疼痛，但不影响日常生活，工作很少受影响，无全身症状，很少用止痛药；中度：疼痛使日常生活受影响，工作能力亦受到一定影响，很少有全身症状，需用止痛药且有效；重度：疼痛使日常生活及工作明显受影响，全身症状明显，止痛药效果不好。

（四）治疗及预防

原发性痛经的预防在于注意锻炼身体，增强体质，保持乐观态度，树立健康的人生观。治疗以对症治疗为主，药物治疗无效者，亦可采取手术治疗，中医中药也常能显效。

1.一般治疗

对原发性痛经患者进行必要的解释工作十分重要，尤其是对青春期少女。讲解有关的基础生理知识，阐明“月经”是正常的生理现象，帮助患者打消顾虑，有助于减轻患者的焦虑、抑郁及痛经的程度。痛经重时可以卧床休息，或热敷下腹部，注意经期卫生。可以应用一般非特异止痛药，如水杨酸盐类，有解热镇痛的作用。

2.口服避孕药

有避孕要求者，可采用短效口服避孕药抑制排卵达到止痛的效果。口服避孕药可有效治疗原发性痛经，使50%的患者痛经完全缓解，40%明显减轻。口服避孕药可抑制内膜生长，降低血中PG、增压素及缩宫素水平，抑制子宫活动。原发性痛经妇女，子宫活动增强部分是由于卵巢激素失衡，可能是黄体期或月经前期雌激素水平升高所致，雌激素可以刺激$PGF_{2\alpha}$和增压素的合成、释放。口服避孕药可能通过改变卵巢激素的失衡状态，抑制子宫活动。

3.前列腺素合成酶抑制药

对于不需避孕或口服避孕药效果不好者，可以用非甾体抗炎药，它是前列腺素合成酶抑制药，通过阻断环氧化酶通路，抑制PG合成，使子宫张力和收缩性下降，达到治疗痛经的效果。由于效果好(有效率60～90%)，服用简单(经期用药 2～3 天)，不良反应少，自 20 世纪70 年代以来已广泛用于治疗原发性痛经。非甾体抗炎药不仅可以减轻疼痛，还可以减轻相关的症状，如恶心、呕吐、头痛、腹泻等。

一般于月经来潮、疼痛出现后开始服药，连服 2～3 天，因为前列腺素在经期的初 48 小时释放最多，连续服药的目的是为了纠正月经血中 PG 过度合成和释放的生化失调。如果不是在前 48 小时连续给药，而是疼痛时临时间断给药，难以控制疼痛。经前预防用药与经后开始用药，效果相似。如果开始服药后最初几小时仍有一定程度的疼痛，下一个周期的首剂量需加倍，但维持量不变。

非甾体抗炎药常用药物及用法：吲哚美辛 25 mg，每天 3 次；氟芬那酸 100～200 mg，每天 3 次；甲芬那酸 250～500 mg，每天 4 次；单氯甲芬那酸 133 mg，每天 3 次；布洛芬 400 mg，每天 3 次；萘普生 200 mg，每天 2 次；酮洛芬 50 mg，每天 3 次；吡罗昔康 20 mg，每天 1 次；双氯芬酸 25 mg，每天 3 次。禁忌：胃肠道溃疡，对阿司匹林或相似药物过敏者。

4.钙离子通道阻滞药

硝苯地平可以明显抑制缩宫素引起的子宫收缩，经前预服 10 mg，每天3 次，连服 3～7 天或痛经时舌下含服 10～20 mg，均可取得较好效果，该药毒性小，不良反应少，安全有效，服药后偶有头痛。

5.β 肾上腺素受体激动药

特布他林治疗原发性痛经，有一定疗效，但不良反应较非甾体抗炎药多。

6.中药

中医认为不通则痛，痛经是由于气血运行不畅，治疗原则以通调气血为主。应用当归、芍药、川芎、茯苓、白术、泽泻组成的当归芍药散治疗原发性痛经，效果明显，并且可以使血中的 $PGF_{2\alpha}$水平降低。

7.经皮电神经刺激

经皮电神经刺激，可用于药物治疗无效，或有不良反应，或不愿接受药物治疗的患者。将刺激探头置于耻骨联合上、两侧髂窝或骶髂区域的皮肤上，刺激强度逐渐增加达 40～50 mA，同时记录宫腔内压力。结果表明，这一方法可迅速缓解疼痛，机制可能是减少子宫缺血或子宫活动及阻断中枢神经的痛觉传导系统。

8.腹腔镜下骶前神经切除术

对上述方法治疗无效的顽固痛经的患者，可考虑使用此方法。Chen 等报道，对原发性痛经患者，疼痛缓解率可达 77%，其机制是阻断来自宫颈、宫体和输卵管近端的感觉通路。

9.运动

有资料表明，体育锻炼对原发性痛经患者是有益的，通过体育锻炼，可减少原发性痛经的发生率及减轻痛经的程度。Lzzo 等通过对 764 例青春期少女痛经的研究，得出结论，任何形式的运动均可减少痛经的发生，可能与运动改善子宫的供血和血流速度有关。

二、继发性痛经

继发性痛经常与盆腔器质性疾病有关，如子宫内膜异位症、子宫腺肌症、盆腔感染、子宫内膜息肉、子宫黏膜下肌瘤、宫腔粘连、宫颈狭窄、子宫畸形、盆腔充血综合征、IUD 等。首次常发生在初潮后数年，生育年龄阶段多见。常有不同的症状，伴腹胀、下腹坠，牵引痛常较明显。疼痛常在月经来潮前发生，月经前半期达高峰，以后减轻，直至结束。但子宫内膜异位症的痛经也有可能发生在初潮后不久。盆腔检查及其他辅助检查常有异常发现，可以找出继发性痛经的原因。治疗主要是针对病因进行治疗。

第二节　闭　　经

闭经在临床生殖内分泌领域是一个最复杂而困难的症状，可由多种原因造成。对临床医师来说，妇科内分泌学中很少有问题像闭经那样烦琐而又具有挑战性，诊断时必须考虑到一系列可能潜在的疾病和功能紊乱，其中一些可能给患者带来致病甚至致命的影响。传统上将闭经分成原发性和继发性。但因为闭经的病因和病理生理机制十分复杂，加上环境和时间的变迁，以及科技的发展，人们对闭经的认识、定义、诊断标准和治疗方案都有了较大的改变和进步。

闭经有生理性和病理性之分。青春期前、妊娠期、哺乳期、绝经后月经的停止，均属于生理性闭经。本文讨论的只是病理性闭经的问题。

一、闭经的定义和分类

（一）闭经的定义

(1)已达 14 岁尚无月经来潮，第二性征不发育者。

(2)已达16岁尚无月经来潮,不论其第二性征发育是否正常者。

(3)已经有月经来潮,但月经停止3个周期(按自身原有的周期计算)或超过6个月不来潮者。

(二)闭经的分类

根据月经生理的不同层面和功能,为便于对导致闭经的原因的识别和诊断,将闭经归纳为以下几类。①Ⅰ度闭经:子宫和生殖道的异常。②Ⅱ度闭经:卵巢异常。③Ⅲ度闭经:垂体前叶的异常。④Ⅳ度闭经:中枢神经系统(下丘脑)的异常。

先天性性腺发育不良在闭经中占有重要的比例。既往对于性腺衰竭导致的闭经的病因和病理生理是根据染色体和月经情况划分的,概念比较混乱且各型疾病之间有交叉和重复的内容。一般认为,原发性闭经伴45,XO或45,XO/46,XX嵌合型染色体核型异常且身材矮小者定义为Turner综合征,但此类核型患者中有一小部分为继发性闭经;患者如果染色体核型大致正常,身高正常但卵巢先天性未发育,原发性闭经,我们把其定义为先天性性腺发育不良。但该类患者可能伴有染色体的异位或微缺失;另一些患者为继发性闭经,染色体核型大致正常,卵巢曾有排卵但提前衰竭,被临床定义为卵巢早衰。实际上,这一类疾病在本质上是相同的,即性腺(卵巢)发育不良,但临床表现和闭经时间则有不同程度的差别。

二、闭经的诊断程序

(一)病史和临床表现

对闭经的诊断首先应开始于一个细致和完整的病史采集程序:神经精神方面的状况、家族遗传史、营养情况、发育成长史、生殖道的完整性、中枢神经系统体征,还要仔细鉴别半乳糖血症的存在。

(二)经典的闭经诊断程序

多年来,对闭经的诊断有一个经典的程序。

(1)第1步:孕激素试验+血清促甲状腺激素测定+血清催乳素测定。

孕激素试验的方法:①黄体酮20 mg,每天1次肌内注射,共3天。②微粒化黄体酮,100～200 mg/次,每天3次,共7～10天。③地屈孕酮10 mg/次,每天2次,共7～10天。④甲羟孕酮8～10 mg/d,共5～7天。为避免不良反应最好在睡前服用。观察停药后1周内是否发生子宫内膜脱落造成的撤药性出血。

此步骤可以大致诊断:①孕激素试验有撤药性出血可确定卵巢、垂体、下丘脑有最低限度的功能。说明体内有一定水平的雌激素但缺少孕激素的分泌,提示卵巢内有可能有窦卵泡分泌雌激素但没有发生排卵。②PRL 水平正常说明可以基本排除由高催乳素血症引起的闭经;PRL 水平异常升高伴溢乳则提示可能存在高催乳素血症或垂体分泌 PRL 的肿瘤。如果 PRL 水平持续较高,建议行垂体影像学检查。③促甲状腺激素的异常可能反映甲状腺功能亢进或低下对月经的影响。虽然发病率较低,但是因为治疗较简单且有效,因此仍然建议作为第 4 步筛查。④孕激素试验有撤药性出血说明生殖道解剖正常,且子宫内膜存在一定程度的功能,女性生殖道是完整的。⑤即使内源性血清雌二醇(estradiol 2,E_2)足够,仍有两种情况导致孕激素撤药试验阴性,即子宫内膜蜕膜化,停用外源性孕激素后子宫内膜不会剥脱。第一种情况是子宫内膜应对高孕酮水平而蜕膜化,见于黄体期或妊娠;第二种情况即子宫内膜由于高浓度的孕激素或睾酮伴随一种特殊的肾上腺酶的不足而蜕膜化,见于雄激素过多症伴无排卵及多囊卵巢的患者,但这种临床现象并不常见。

(2)第 2 步:雌孕激素试验。

雌孕激素试验的方法:雌孕激素序贯用药 1 个周期,结合雌激素、天然雌激素或其他类型的雌激素,每天 1～2 mg 口服,共 20～28 天,最后 7～10 天加口服或肌内注射黄体酮(见第1步),与雌激素共用并同时停药。观察 1 周内是否有撤药性出血。

此步骤可以大致诊断:①雌孕激素试验有撤药性出血说明体内缺少雌激素分泌,雌激素分泌低下可能是卵巢功能低下所致。②雌孕激素试验无撤药性出血说明子宫或生殖道异常,有子宫内膜病变或生殖道畸形可能。

(3)第 3 步:血清卵泡刺激素(follice stimulating hormone,FSH)、黄体生成素(luteinizing hormone,LH)、E_2、睾酮(testosterone,T)、硫酸脱氢表雄酮水平测定。

仅对第 2 步试验有撤药性出血的闭经患者进行,用来确定内源性雌激素低下是否由于卵泡(Ⅱ度闭经)的缺陷,抑或中枢神经系统-垂体轴的(Ⅲ或Ⅳ度闭经)功能缺陷。孕激素试验阴性的闭经妇女,其促性腺激素(gonadotrophin,Gn)水平可能异常的偏高、偏低或正常水平。

此步骤可以大致诊断:①FSH、LH 水平升高(FSH＞20 U/L)和 E_2 水平降低,提示卵巢功能衰竭,低雌激素导致的反馈性高促性腺激素分泌。②LH、FSH 和 T 水平升高提示高雄激素血症及多囊卵巢综合征可能。③硫酸脱氢表雄酮明显升高提示有肾上腺来源的高雄激素血症。④FSH、LH 和 E_2 水平正常或降低(FSH 和 LH 均<5 U/L),提示下丘脑性或垂体性闭经。

(4)第 4 步:垂体兴奋试验。

如果血清 FSH 和 LH 水平测得正常或偏低,则需要通过垂体兴奋试验来鉴别垂体或下丘脑所导致的闭经原因。方法:LHRH 25～50 μg,静脉推注,于注射前、注射后 30 分钟、60 分钟、90 分钟、120 分钟分别测血清 LH 和 FSH。因为 LHRH 主要刺激 LH 的分泌,也可以只测血清 LH。

此步骤可以大致诊断:鉴别下丘脑或垂体的功能异常;正常情况下 LH 和 FSH 的升高峰值在 LHRH 注射后 30 分钟左右,数值升高基础值的 3 倍以上。如果 LH 和 FSH 水平没有反应、反应低下或反应延迟,均提示闭经的原因可能在垂体而非下丘脑。如果反应正常,则提示为下丘脑性的闭经。对垂体的 LH 反应延迟者,也可能因为正常垂体长期"失用"而对 LHRH 的刺激不敏感,可以反复试验几次,以激活垂体。

(三)闭经的其他诊断方法

1.B 超检查

盆腔的 B 超扫描提示子宫和内生殖器是否发育正常;子宫的大小、内膜的厚度和形态与月经的关系密切,长期雌激素低下的患者,子宫可能发育不良,也可能发生萎缩。两侧卵巢的体积和形态学是否正常,是否有优势卵泡生长,卵巢内窦卵泡数目等反映了卵巢的排卵功能和储备状况,卵巢的形态学异常与闭经的病因有关,卵巢体积增大,多个窦卵泡发育,提示高雄激素血症和多囊卵巢可能;卵巢体积<10 mm^3,且两侧卵巢窦卵泡总数<4 枚,提示卵巢发育不良或早期衰竭。B 超应作为常规检查。

2.内镜检查

宫腔镜可以直接观察到宫腔和子宫内膜的形态,鉴别子宫内膜的厚度、色泽、子宫腔发育畸形、宫腔粘连等造成闭经的病因。腹腔镜可在直视下观察卵巢的形态、大小、排卵的痕迹等,鉴别闭经的原因。如果卵巢呈条索状形态,无卵泡和排卵证据,可提示卵巢发育不全,可伴或不伴子宫的发育不良。

3.染色体检查

所有 30 岁以下因高 Gn 水平诊断为卵巢早衰的患者,必须检查染色体核型。一些患者存在 Y 染色体嵌合现象,因为性腺内(卵巢)存在任何睾丸成分,都有形成恶性肿瘤风险,必须手术切除性腺。因为嵌合体核型(比如 XX/XO)的妇女在过早绝经之前可以有正常的青春期发育、正常月经甚至正常妊娠。有 10%～

20%的卵巢早衰或先天性性腺发育不良者伴有染色体畸变，10%的 Turner 综合征女孩有自发性的青春期发育，2%有月经初潮。虽然染色体核型检查对治疗不产生影响，但对于诊断还是有一定意义。况且对其家人的生育功能咨询亦有一定价值。

三、闭经的分类诊断

(一) Ⅰ度闭经(生殖道和/或子宫性闭经)

Ⅰ度闭经为子宫和生殖道畸形，造成的先天性阙如或梗阻，以及反复子宫手术、子宫内膜结核或炎症造成的不可逆的损伤。

1.诊断依据

(1)雌孕激素试验无撤药性出血。

(2)B超检查子宫发育不良或阙如，或子宫内膜极薄和回声异常。

(3)子宫造影和/或宫腔镜提示子宫腔粘连、畸形或子宫内膜病变。

(4)对周期性腹痛的青春期患者注意下生殖道的发育畸形。

2.Asherman 综合征

子宫内膜的破坏(Asherman 综合征)可导致继发性闭经，这种情况通常是由产后过度刮宫致子宫内膜损伤的结果。子宫造影可以看到宫腔不规则粘连的典型影像；阴道 B 超可见子宫内膜线不连续和间断征象；宫腔镜检查诊断更精确，可以检出 X 线片无法显现的极微小的粘连。患者卵巢功能正常时，基础体温是双相的，提示闭经的原因与排卵无关。

Asherman 综合征还可发生于剖宫产术、子宫肌瘤切除术、子宫成形术后。产后刮宫术后伴发产后性腺功能减退(如席汉综合征)者因内膜缺少雌激素支持，严重营养不良和菲薄，也可发生严重的宫腔粘连据报道，选择性子宫动脉栓塞治疗子宫平滑肌瘤术后可能导致局部缺血性反应，造成子宫内膜的损伤而发生 Asherman 综合征。粘连可导致子宫腔、子宫颈外口、宫颈管或这些区域部分或完全闭塞，但不一定发生宫腔积血。如果影像学检查提示宫腔内积血，用宫颈扩张术就可以解决积血的引流问题。

Asherman 综合征患者除了闭经还可能有其他问题，如流产、痛经、月经过少，也可有正常的月经周期轻度粘连也可导致不孕。反复性流产或胎儿丢失。此类患者须通过子宫造影或宫腔镜检查确诊子宫内膜腔的情况。

子宫内膜损伤导致闭经也可由结核病引起。将经血或子宫内膜活检组织进行培养找到结核杆菌方可确诊。子宫血吸虫病是导致终末器官功能障碍的另一个罕见原因，可在尿、粪、直肠排出物、经血以及子宫内膜内找到寄生虫虫卵。还有因子宫内感染发生严重而广泛盆腔炎导致的 Asherman 综合征的病例报道。

过去，Asherman 综合征的治疗是通过扩张宫颈及刮宫术来解除粘连。宫腔镜下通过电切、电凝、激光等技术直接松解粘连，效果优于扩张宫颈及刮宫术。手术后为了防止宫腔壁的粘连，过去会放置一枚 IUD，然而儿科的气囊导尿管也是很好的选择。囊内充有 3 mL 液体，7 天后将导管取出。术前即开始用广谱抗生素持续 10 天。前列腺素合成抑制剂可解除子宫痉挛。患者连续两个月用高刺激剂量的雌激素治疗，如每月前 3 周每天口服结合雌激素2.5 mg，第 3 周开始每天加用醋酸甲羟孕酮 10 mg。如果初次手术未能重建月经流出道，为了恢复生育能力，还需要重复数次持续治疗。此类患者有 70%能成功妊娠，然而妊娠经常合并早产、胎盘植入、前置胎盘和/或产后出血。

3.米勒管异常

米勒管发育不全是指无明显阴道的原发性闭经患者，这是原发性闭经相对常见病因，发生率仅次于性腺发育不全。在芬兰，其发生率大约为 1/5 000 新生女婴。原发性闭经者须先排除米勒管终端导致的生殖道不连续，对青春期女孩，必须先排除处女膜闭锁、阴道口闭锁以及阴道腔不连续、子宫颈甚至子宫缺失。这类患者阴道发育不全或缺失，且通常伴子宫及输卵管缺失。有正常子宫者却缺乏对外的通道，或者有始基子宫或双角子宫存在。如果有部分子宫内膜腔存在，患者可能主诉有周期性下腹痛由于与男性假两性畸形的某些征象相似，所以应证明是否为正常女性核型。由于卵巢不属于米勒管结构，故卵巢功能正常而且可以通过双相基础体温及外周血孕酮水平来证实。卵巢的生长及发育都无异常。生殖道闭锁导致的闭经伴随有阴道积血、子宫腔积血或腹腔积血所致的扩张性疼痛。

米勒管发育不全的确切原因至今未明。可能是抗米勒管激素（anti-Müllerian hormone，AMH）基因或 AMH 受体基因突变。尽管通常为散发，偶尔也有家族性发病。米勒管发育不全的女儿和她们的母亲可存在半乳糖-1-磷酸尿苷酰基转移酶的基因突变。这与经典的半乳糖血症不同，推断由于半乳糖的代谢失调致使子宫内暴露有过高浓度的半乳糖，这可能就是米勒管发育不全的生物学基础。给孕期小鼠高半乳糖喂食，会延迟雌性子代的阴道开放。在这群米勒管发育不全的患者中，卵巢衰竭亦较常见。

进一步评估和诊断需包括放射学检查，大约 1/3 患者伴有泌尿道畸形，12%以上的患者有骨骼异常其中多数涉及脊柱畸形，也可能发生缺指或并指。肾畸形包括异位肾、肾发育不全、马蹄肾、集合管异常B超检查子宫的大小和匀称性，若B超的解剖图像不确定，可选择MRI扫描。通常没必要用腹腔镜直视检查MRI比B超准确得多，而且费用及创伤性都低于腹腔镜检查。然而存在不同程度的MRI描述与腹腔镜检查所见不符。术前准确诊断有助于手术规划及手术的顺利实施。

手术之前必须明确拟解决的问题，切除米勒管残留肯定是没有必要的，除非导致子宫纤维增生，子宫积血、子宫内膜异位症或有症状的腹股沟疝。宫、腹腔镜手术可以解决上述病症。顾虑到手术困难及并发症高，更倾向于用替代材料方法构造人工阴道。推荐用渐进式扩张术，如Frank及后来的Wabrek等人描述的方法。首先向后，2周后改为向上沿着通常的阴道轴线方向，用阴道扩条每天扩张20分钟直至达到明显的不适。每次使用的扩条逐渐增粗，几个月后即可产生一条功能性阴道。塑料的注射器可用于代替昂贵的玻璃扩条，将扩条放在阴道的部位，维持类似于坐在赛车车座上的压力。Vecchietti在经腹或腹腔镜手术中采用一种牵引装置。术后再牵引7天就可形成一个功能性阴道。

对于不愿意或不能进行扩张术的患者，采用Williams阴道成形术的Creatsas矫形可迅速并简便的构建新阴道。该手术适用于那些不能接受Frank扩张术或Frank扩张术失败的妇女，或有完好的子宫并保留生育能力的患者。一种推荐方式为先做开腹手术来评估宫颈管情况，如果子宫颈闭锁就切除子宫，如果是相对简单的处女膜闭锁或阴道横隔问题，就联合阴道手术。多数人建议不必试图保留完全性阴道发育不全患者的生育力，建议在构建新阴道的同时切除米勒管组织。

阴道横隔患者(远端1/3阴道未能成腔)通常有梗阻及尿频症状，阴道横隔可利用声门关闭强行呼气法与处女膜闭锁相鉴别，前者阴道外口处无膨胀。阴道横隔可合并有上生殖道畸形，如输卵管的节段性缺失或单侧输卵管、卵巢的缺失。

生殖道远端闭锁可视为急症，延误手术治疗可能会因炎症性改变或子宫内膜异位症导致不孕，须尽快完成矫形引流手术。应尽量避免进行诊断性穿刺，因为一旦感染阴道积血则会转变为阴道积脓。

在引导患者进行一系列治疗的程序中，须进行心理咨询和安抚，帮助患者处理好失去生殖道以后的心理障碍。

(二)Ⅱ度闭经(卵巢性闭经)

1.Turner综合征和先天性性腺发育不良

无论是原发性闭经或继发性闭经都可以有性腺发育的问题，30%～40%的原发性闭经为性腺条索化的性腺发育不全者。核型的分布为50%的45,X,25%的嵌合体,25%的46,XX。继发性闭经的妇女也可存在性腺发育不全,有关的核型按出现频率依次排列为46,XX(最常见),嵌合体(如45,X/46,XX),X长臂或短臂缺失,47,XXX,45,X。染色体核型正常的性腺发育不全者也与感音神经性聋症(Perrault综合征)有关联,所以核型为46,XX的性腺发育不全者都必须进行听力评估。

单纯性腺发育不全是指双侧性腺条索状,无论其核型如何。混合型性腺发育不全是指一侧性腺内含有睾丸组织,而另一侧性腺条索状。常染色体异常也可与高促性腺激素性卵巢衰竭相关,如一个28岁的18染色体三体的嵌合体的高促性腺激素的继发性闭经患者,所有卵巢功能丧失。性染色体量变的患者都可列入性腺发育不全的范畴。

(1)Turner综合征。临床诊断依据为:①16岁后仍无月经来潮(原发性闭经)。②身材矮小、第二性征发育不良、蹼状颈、盾胸、肘外翻。③高促性腺激素,低性腺激素。④染色体核型为45,XO;或46,XX/45,XO;或45,XO/47,XXX。⑤体检发现内外生殖器发育均幼稚,卵巢常呈条索状。

Turner综合征为一条X染色体缺失或存在异常导致的性腺发育不良。由于卵泡的损失,青春期时无性激素产生,故此类患者多表现为原发性闭经。然而须特别关注此症较少见的变异类型,如自身免疫性疾病、心血管畸形以及各种肾脏异常。Turner综合征的患者40%为嵌合体或在X、Y染色体上有结构改变。

嵌合体即不同的性染色体成分形成的多核型细胞系。若核型中存在Y染色体,说明性腺内存在的睾丸组织,容易形成肿瘤及存在向男性发育的因素,需切除性腺区域。大约30%的Y染色体携带者不会出现男性第二性征,故即使正常外观女性,高促性腺激素性闭经患者都必须检查核型,以发现功能静止的Y染色体,以便在癌变之前对性腺进行预防性切除术。

大约5%诊断为Turner综合征的患者核型上有Y染色体成分。进一步用Y染色体特异性DNA探针发现另有5%的核型中有Y染色体成分。然而Turner综合征的患者的性腺肿瘤发生率较低(约5%),似乎局限于那些常规核型检查有Y染色体成分的患者。即使常规核型未发现有Y染色体成分,一旦出现男性第二性征或当发现一个未知来源的染色体片段时,都需用探针来特异性检测Y染色体成分。

嵌合体的意义重大,当有XX细胞系嵌合时,性腺内可找到功能性卵巢组织,有时可有正常的月经甚至可生育。嵌合体者也可表现正常月经初潮,达到正常的身高，但出现过早绝经。大多数这类患者身材矮小身高低于 160 cm，由于功能性卵泡加速闭锁导致早年绝经。

(2)先天性性腺发育不良：染色体核型和身高正常，第二性征发育大致正常，性腺呈条索状。余同 Turner 综合征。该类患者的染色体可能存在嵌合型、小的微缺失、平衡易位或基因的缺陷。

2.卵巢早衰和卵巢抵抗综合征

两组均属于高 Gn 性的闭经患者，去势或绝经后的 Gn 高水平与卵泡加速闭锁所致的卵泡缺乏之间存在联系，但并不是绝对的，因为在某些少见的情况下，Gn 高水平时仍有卵泡存在。发生单纯 FSH 或 LH 分泌异常的罕见病例可能由于某种 Gn 基因的纯合子突变所致。曾报道过由于 LH 亚基的基因突变造成性腺功能低下，和由于 FSH 的亚基突变造成原发性闭经。基因的突变导致生成蛋白的亚基改变，使之失去了应有的免疫活性及生物活性。所以这种性腺功能低下者表现为一种 Gn 升高而另一种 Gn 降低。基因突变杂合子携带者常有相对不孕的问题，利用外源性 Gn 促排卵可以让这些患者成功妊娠。当出现 FSH 高水平，而 LH 低或正常水平时，伴有垂体占位则提示存在分泌 FSH 的腺瘤。表现为持续性无排卵、自发性的卵巢过度刺激，卵巢上有多发的大卵泡囊肿，而且影像学证据提示有垂体腺瘤。因此强调两种 Gn 同时测定，如果一种异常单独升高，需要考虑上述情况。一般卵巢功能衰退的顺序首先是 FSH 的升高，逐渐伴随 LH 升高。

(1)卵巢早衰(premature ovarian failure，POF)。诊断依据：①40 岁前绝经。②高促性腺激素和低性腺激素，FSH＞20 U/L，雌激素水平低值。③约 20%有染色体核型异常，常为易位、微缺失、45XO/46，XX 嵌合型等。④约 20%伴有其他自身免疫性疾病，如弥漫性甲状腺肿，肾上腺功能减退等。⑤病理检查提示卵巢中无卵泡或仅有极少原始卵泡，部分患者的卵巢呈浆细胞浸润性的“卵巢炎”现象。⑥腹腔镜检查见卵巢萎缩，体积变小，有的呈条索状。⑦有的患者有医源性损坏卵巢的病史，如卵巢肿瘤手术史卵巢巧克力囊肿剥除术史、盆腔严重粘连史，以及盆腔放疗和化疗史等。⑧对内源性和外源性促性腺激素刺激无反应，用氯米芬无法诱导出反馈的 Gn 升高，用外源性 Gn 刺激卵巢呈不反应或低反应，无卵泡生长。

大约 1%的妇女在 40 岁之前会发生卵巢衰竭，而在原发性闭经患者中，发生率为 10%～28%，多数病例的卵巢早衰机制不明。各个不同年龄都可以发生卵巢早衰，取决于卵巢所剩的卵泡数目。无论患者年龄多少，如果卵泡的丢失速度较快，则将表现为原发性闭经及性腺发育低下。假如卵泡耗损发生在青春期或青春期之后，则继发性闭经发生的时间将相应地推迟。

脆性X染色体综合征携带者中卵巢早衰的发生率为10%，已经鉴定出至少有8个基因与卵巢早衰有关，5个在X染色体上，3个在常染色体上。此类患者可考虑供卵妊娠。对于卵巢早衰妇女，推荐进行脆性X染色体综合征的筛查，尤其是当有40岁之前绝经的家族史的情况下。一种由3号染色体上转录因子基因（*FOXL2*）突变引起的常染色体显性疾病也已证实与眼睑畸形及卵巢早衰有关。另外，卵巢早衰也有可能是自身免疫性疾病、感染流行性腮腺炎性卵巢炎，或化疗及放疗造成的卵泡破坏所致。这些先天性因素导致卵泡消失加速所致。

卵巢早衰存在一定比例的特异性性染色体异常，最常见的异常是45，X及47，XXX，其次是嵌合体、X染色体结构异常。用荧光原位杂交法寻找45，X/46，XX嵌合体，卵巢早衰患者体内发现较高比例的单X性染色体细胞，也曾发现X染色体长臂上关键区域的易位。

放疗对卵巢功能的影响取决于患者年龄及X线的剂量，卵巢内照射2周后可出现类固醇激素水平下降，Gn水平升高。年轻妇女体内有较多的卵母细胞可以抵抗内照射的完全去势作用，闭经多年后仍可恢复卵巢功能。如放疗时正常怀孕，子代的先天异常率并不高于普通人群。若放射区域为骨盆以外，则无卵巢早衰的风险。对盆腔肿瘤患者腹腔镜手术中将卵巢选择性的移出骨盆再作放疗，可有望今后妊娠。

烷化剂（抗肿瘤药）对性腺有剧毒，与放疗一样，导致卵巢衰竭的剂量与开始治疗时患者年龄存在负相关。其他化疗药物也有潜在的卵巢损害性，但研究较少，联合化疗对卵巢的影响与烷化剂相似。约2/3的绝经前乳腺癌患者使用环磷酰胺、甲氨蝶呤、氟尿嘧啶（5-Fu）治疗者丧失卵巢功能。虽然月经及生育力的确有可能恢复，但无法预测未来的卵巢功能以及生育力。在猴模型模拟放疗过程中，用GnRH-α抑制Gn并不能抵抗卵泡的丢失但确实可保护卵泡免受环磷酰胺的损害。化疗或放疗前将卵母细胞或卵巢组织深低温保存将是保存此类患者生育力的最佳选择。

对自身免疫性“卵巢炎”的卵巢早衰患者，应进行自身免疫性疾病的血液检查，而且需要每几年一次周期性进行，作为对自身免疫性相关疾病的长期监测。检查内容包括血钙、血磷、空腹葡萄糖、21-羟化酶的肾上腺抗体、游离T_4、促甲状腺激素、甲状腺抗体。

曾有建议，有时需要每周测Gn及E_2水平，如FSH低于LH（FSH/LH<1），

或如果 E_2＞50 pg/mL 时，应考虑诱导排卵。由于很多案例报道证实了核型正常患者可恢复正常的卵巢功能（10％的患者），由于有偶发性排卵，对无生育要求者雌孕激素联合性避孕药是较好的选择。如有生育要求者，最好选择供卵。不推荐用治疗剂量的糖皮质激素治疗特发性卵巢早衰，因为并未证明能使卵泡恢复对 Gn 的反应性。

（2）卵巢抵抗综合征（resistant ovarian syndrome，ROS）。卵巢抵抗综合征的临床特征为：①原发或继发性闭经。②高促性腺激素和低性腺激素。③病理检查提示卵巢中有多量始基卵泡和原始卵泡。④腹腔镜检查见卵巢大小正常，但无生长卵泡和排卵痕迹。⑤对内源性和外源性促性腺激素刺激无反应，也称卵巢不敏感综合征，这是一组少见但颇有争议的病征。其临床表现与卵巢早衰极其相似，但如果行卵巢组织学检查，可以发现卵巢皮质中多个小的原始卵泡结构。有人推测这是 Gn 受体不敏感或缺陷，或受体前信号缺陷的原因。在雌激素和孕激素序贯治疗数月后，卵巢可能自然恢复排卵和妊娠。也有人认为这是 POF 的先兆征象和过渡阶段。

3.多囊卵巢综合征

（1）临床表现：①月经稀发、闭经、不孕的持续性无排卵现象。②多毛、痤疮和黑棘皮病等高雄激素血症现象。③肥胖。

（2）超声检查诊断标准：①双侧卵巢各探及 12 个以上的小卵泡排列在卵巢表面，形成“项链征”。②卵巢偏大，卵巢髓质部分增多，反光增强。

（3）实验室检查：①血清 LH/FSH 增高 2 倍以上。②雄激素 T、A、硫酸脱氢表雄酮升高，SHBG 降低。③胰岛素升高；糖耐量试验（OGTT）和餐后胰岛素水平升高。④PRL 可轻度升高。

（4）经腹或腹腔镜：卵巢体积增大，表面光滑，白色，无排卵痕迹，见表面多枚小卵泡。

（三）Ⅲ度闭经（垂体性闭经）

1.垂体肿瘤和高催乳素血症

（1）概况：由于颅底狭窄的垂体窝空间，垂体良性肿瘤的生长也会造成问题。肿瘤向上生长压迫视神经交叉，产生典型的双颞侧偏盲。如果肿瘤很小则很少出现视野受损。而此区域的其他肿瘤（如颅咽管瘤，影像学上通常以钙化为标志），由于更邻近视神经交叉，会较早导致视力模糊和视野缺损。除了颅咽管瘤，还有其他更少见的肿瘤，包括脑膜瘤、神经胶质瘤、转移性肿瘤、脊索瘤。曾报道，可能由于松果体的囊性病变导致褪黑激素分泌增加，引起青春期延迟。性腺发育不全及青春发育延迟者应检查头颅 MRI。

当 GH 过度分泌导致肢端肥大症，或 ACTH 的过量分泌引起库欣综合征时，会更加怀疑垂体肿瘤的存在。促甲状腺激素分泌性肿瘤（不到垂体肿瘤的 1%）引起继发性甲状腺功能亢进，或 ACTH 或 GH 分泌的肿瘤则非常罕见。如果临床表现提示库欣综合征，则须检测 ACTH 水平及 24 小时尿中游离皮质醇水平，以及地塞米松快速抑制试验；如怀疑为肢端肥大症，则应做 GH 的检测。循环中 IGF-Ⅰ水平较稳定，随机测定血样中 IGF-Ⅰ高水平即可诊断 GH 过度分泌；ACTH 或 GH 分泌性肿瘤都很少见，最常见的两种垂体肿瘤是 PRL 分泌性肿瘤及无临床功能性肿瘤。PRL 分泌性肿瘤也可在青春期前或青春期出现，故可能影响生长发育，并导致原发性闭经。

大多数无临床功能性肿瘤（约占垂体肿瘤的 30%）起源于 Gn 细胞，活跃分泌 FSH 及其游离亚基，但很少分泌 LH，故此类患者仅表现肿瘤占位性症状。所分泌的 FSH 游离亚基可作为一项肿瘤指标。然而由于游离 FSH 亚基增加合并本身 Gn 的升高，在绝经后妇女情况就变得复杂。但并不是所有 Gn 腺瘤都合并有游离 FSH 亚基增加。对于 FSH 升高而 LH 低水平者高度提示为 Gn 分泌性腺瘤。绝经前出现 Gn 分泌性腺瘤的妇女，其特征是卵巢内多发囊性改变（卵巢过度刺激）、E_2 高水平以及子宫内膜超常增生。用 GnRH-a 治疗通常不能降低 Gn 的分泌，反而可导致 FSH 及其游离亚基的持续升高。然而大多数此类肿瘤患者由于肿瘤对垂体柄的压迫影响了下丘脑 GnRH 向垂体的运输，导致 Gn 分泌下降和闭经，并常因肿瘤的占位阻碍了多巴胺向垂体前叶的运输，PRL 水平的轻度升高。

并非所有蝶鞍内占位都是肿瘤，据报道囊肿、结核病、肉瘤样病以及脂肪沉着体也可成为垂体压迫的原因，导致低促性腺素性闭经。淋巴细胞性垂体炎是垂体内少见的自身免疫性浸润，酷似垂体肿瘤，常发生于妊娠期或绝经后的前 6 个月。初期出现高 PRL 血症，接着可发生垂体功能减退症。经蝶骨手术可诊断并治疗这类有潜在致命危险的垂体疾病。在一项大型经蝶骨手术调查中发现，91%的蝶鞍内及蝶鞍周围占位是腺瘤，与尿崩症无关，但常常伴随着非垂体来源性肿瘤。

垂体周围的病变，如颈内动脉瘤、脑室导水管梗阻也可导致闭经。垂体局部缺血即梗死可导致功能不全，即为产科著名的席汉综合征。

(2)临床表现：①闭经或月经不调。②泌乳。③如较大的垂体肿瘤可引起头痛和视力障碍。④如为空蝶鞍综合征可有搏动性头痛。⑤须排除服药引起的高催乳素血症。

(3)辅助检查:①血清 PRL 升高。②如果为垂体肿瘤或空蝶鞍综合征可经蝶鞍 X 摄片、CT 或 MRI 检查垂体确诊,应强调增强扫描,以增加检出率。

2.垂体功能衰竭

(1)临床表现:①有产后大出血或垂体手术的病史。②消瘦、乏力、畏寒、苍白,毛发稀疏,产后无乳汁分泌,无性欲,无卵泡发育和月经,生殖道萎缩。③查为性腺激素低下、甲状腺功能低下和肾上腺功能低下的症状和体征,根据病情程度,功能低下的程度不同。但常见以性腺激素低下为主,其次为甲状腺功能低下,最后为肾上腺功能低下。

(2)辅助检查:①血 FSH、LH、E_2、PRL、T 值均低下,血甲状腺激素(FT_3、FT_4)下降促甲状腺激素升高。②血肾上腺皮质激素(皮质醇,17-羟孕酮)水平低下。③垂体兴奋试验显示垂体反应低下。④空腹血糖和糖耐量试验提示血糖值偏低,反应低下。

(四)Ⅳ度闭经(中枢和下丘脑性闭经)

下丘脑性闭经(促性腺激素不足性性腺功能减退)的患者具有 GnRH 脉冲式分泌的缺陷。在排除了下丘脑器质性病变后,可诊断为功能性抑制,常常是由生活事件所致的心理生理反应,也可与工作或学校中面对的应激状况有关,常见于低体重及先前月经紊乱的妇女。很多垂体性闭经的妇女也表现为由亚临床饮食障碍引起相似的内分泌、代谢和心理特征。

GnRH 的抑制程度决定了临床表现。轻度抑制可对生育力有微小影响,如黄体期不足;中度抑制可致无排卵性月经失调;重度即表现为下丘脑性闭经。

下丘脑性闭经患者可表现为低或正常水平促性腺激素,正常催乳素水平,正常蝶鞍的影像学表现,雌孕激素撤退性出血试验多为阴性。对这样的患者应每年评估一次,监测指标包括催乳素及蝶鞍的影像学检查。如果几年监测指标均无变化,影像学检查可不必要。与心理应激或体重减轻有关的闭经,大多在 6~8 年都自然恢复。83%的妇女在病因(应激、体重减少或饮食障碍)纠正后恢复月经。但仍有一部分患者需持续监测。在饮食障碍的妇女当中,月经往往与体重增加有关。

无明显诱因的下丘脑性闭经的妇女,其下丘脑-垂体-肾上腺轴的活性是存在的,可能是应激反应干扰了生育功能的过程。自发性下丘脑性闭经的妇女其 FSH、LH、催乳素的分泌降低,促肾上腺皮质激素释放激素所致皮质醇的分泌增加。有些患者有多巴胺能抑制的 GnRH 脉冲频率,GnRH 脉冲性分泌的抑制可能与内源性阿片肽及多巴胺的增加有关。功能恢复过程中高皮质醇血症先于卵巢功能恢复正常。

需要告知患者促排卵的有效性及生育的可能性，促排卵仅用于有怀孕需求的妇女。没有证据表明周期性激素补充或是促排卵可以诱导下丘脑恢复正常生理功能。

下丘脑性闭经的诊断依据：①原发性闭经；卵泡存在但不发育。②有的患者有不同程度的第二性征发育障碍。③Kallmann 患者伴嗅觉丧失。④FSH、LH、E_2均低下。⑤对 GnRH 治疗有反应。⑥可有 X 染色体（Xp22.3）的 *KAL* 基因缺陷。

功能性下丘脑性闭经的临床表现：①闭经或不规则月经。②常见于青春期或年轻女性，多有节食、精神紧张、剧烈运动及不规律生活史。③体型多瘦弱。

主要的辅助检查：①促甲状腺激素水平正常，T_3 和 T_4 较低。②FSH 和 LH 偏低或接近正常，E_2水平偏低。③超声检查提示卵巢正常大小，多个小卵泡散在分布，髓质反光不增强。

1.体重下降，食欲缺乏和暴食综合征

肥胖可以与闭经有关，但肥胖者闭经时促性腺激素分泌不足的状态不常见，除非这个患者同时有情绪障碍。相反，急剧的体重降低，可致促性腺激素分泌不足。对下丘脑性闭经的诊断必须先排除垂体瘤。

临床表现从与饮食匮乏所致的间歇性闭经到神经性厌食所致危及生命的极度衰弱。因为这种综合征的死亡率大概为 6%，因此受到高度重视。也有些研究认为大多数患者都能够复原，而病死率并没有增加。这些结果的差异可能因为被评估的人群不一致。临床医师应该警惕有些患者可能会死于神经性厌食。

（1）神经性厌食的诊断。主要临床特点：①发病于 10～30 岁。②体重下降 25%或是体重低于正常同年龄和同身高女性的 15%。③特殊的态度，包括对自己身体状况的异常认知，对食物奇怪的存积或拒绝。④毳毛的生长。⑤心动过缓。⑥过度活动。⑦偶发的过度进食（食欲过盛）。⑧呕吐，可为自己所诱发。

临床表现：①闭经；②无已知医学疾病；③无其他精神疾病。

其他特征：①便秘；②低血压；③高胡萝卜素血症；④糖尿病、尿崩症。

（2）神经性厌食的临床表现：神经性厌食曾被认为多见于中高阶层的低于 25 岁的年轻白人妇女，但现在看来这个问题可出现在社会各阶层，占年轻妇女的 0.5%。厌食一族均期望成功改变形象，其实家庭往往存在严重的问题，父母却努力维持和谐家庭的表象，掩饰或者否认矛盾冲突。根据心理学家的理解，父母一方，私下里对另一方不满，希望获得他们孩子的感情。当一个完美的孩子的角色变得极其困难时，厌食便开始了。病程往往起源于为控制体重而自行节食，这种感觉带来一种力量和成就感，随即有一种若自我约束松懈则体重不能控制的恐惧感产生。有观点认为厌食症可以作为一项辨别内在混乱家庭的指标。

青少年时期正常的体重增加可能被认为过度增加，这可以使青少年患上真性神经性厌食症。过度的体力活动是神经性厌食症的最早信号。这些孩子是典型的过分强求者，他们很少惹麻烦，但很挑剔，要求其他人达到他们苛刻的价值标准，常常导致自己在社会上的孤立。

有饮食问题的患者常常表现出滞后的性心理发展，其性行为出现得很晚。由身材苗条判断社会地位的价值观，影响她们的进食。依赖身体苗条的职业及娱乐环境容易使得妇女暴露于神经性厌食及神经性贪食的风险之中。所以通常饮食问题反映的是心理上的困境。

除了痛经，便秘也是其常见的临床表现，常常较为严重并合并腹痛。大量进食低热量食物。低血压、低体温、皮肤粗糙、背部及臀部出现松软汗毛、心动过速及水肿是最常见的并发症。长期利尿剂及泻药的滥用可致明显的低钾。低钾性酸中毒可导致致死性的心律失常。血清胡萝卜素的升高表示机体存在维生素 A 的利用障碍，见于手脚掌的皮肤黄染。

贪食症典型表现在阶段性偷偷地疯狂进食，紧接着便是自己诱发呕吐，禁食，或是服用缓泻药和利尿剂，甚至灌肠剂。尽管贪食行为相对较常见，但临床上真正的贪食症并不常见(在一个大学学生样本中，占女性学生的 1%，男性学生的 0.1%)。贪食症行为常见于神经性厌食症患者(约占一半)。有贪食症行为的患者其抑郁症状或焦虑障碍的发生率较高，而且还会有入店行窃的问题(通常是偷食物)。约 50%的病例神经性厌食和贪食症行为长期持续。神经性厌食症患者可分为贪食性厌食症和禁食伴过度锻炼者。贪食性厌食症者比较年长，相对更加抑郁、在社交上不太孤立，但家庭问题的发生率较高。单纯贪食症者体重波动较大，但不会减少到厌食症者那么低水平。克服了贪食症的患者可有正常的生育力。

严重的神经性厌食病例经常被内科医师碰到，而临界性神经性厌食病例通常来看妇科医师、儿科医师或家庭医师。厌食症相关的各种问题都代表下丘脑调控的身体功能的障碍：食欲、渴感、水分保持、体温、睡眠、自主平衡以及内分泌。FSH、LH 水平下降，皮质激素水平升高，PRL、促甲状腺激素、T_4水平正常，但 T_3水平较低，反式 T_3水平升高。许多症状可用甲状腺功能减退来解释(如便秘、寒冷耐受不良、心动过缓、低血压、皮肤干燥、基础代谢率低、高胡萝卜素血症)。随着体重的增长,所有的代谢性改变恢复到正常,Gn的分泌也可恢复到正常水平。有30%的患者持续闭经,这是持续性心理冲突的指标。

当体重恢复到正常体重15%以下时,即可恢复机体对GnRH的反应,方可恢复正常月经。神经性厌食患者的Gn持续低水平,与青春期前孩子的水平相似;随着体重的增长,出现LH夜间分泌,类似于青春早期的水平;而当完全恢复正常体重时,24小时LH分泌形式就与正常成年人一样,只是峰值有所差异。如果患者Gn的浓度低到无法检测的水平时,可检测血中的皮质醇含量。没必要做其他太多的实验室检测。

需要告知患者闭经与低体重之间的紧密联系,以刺激患者恢复正常体重,进而恢复正常月经。有时有必要参与指导患者的每天能量计算方案(每天至少进食10 920 J),以打破患者养成的饮食习惯。如果进展很慢,则可用激素治疗。对于体重低于45.36 kg的患者,如体重持续下降,需进行心理咨询,进行心理干预。

关于厌食症目前尚无特殊的或新的治疗方法,只能强调在疾病发展到最严重的阶段之前,及早发现并进行心理干预。需要初诊医师、心理医师、营养学医师进行临床会诊帮助患者处理自己情绪的认知行为必要时也可以加用抗抑郁药治疗。

2.过度运动与闭经

从事女性竞赛运动员、芭蕾、现代舞的专业人员中,月经失调或下丘脑抑制性闭经的发生率较高。多达2/3有月经的跑步运动员黄体期较短,甚至无排卵,即使月经正常,周期与周期之间的差异也很大,常常合并有激素功能的下降。如在月经初潮之前就开始过度运动,则月经初潮会延迟长达3年之久,随后月经紊乱的发生率较高。对于体重低于115 kg的年轻妇女,如在训练中体重下降>10 kg就很可能出现闭经,也支持Frisch关于临界体重观念。

临界体重理论描述为月经正常需要维持在临界水平之上的体重,需达到临界的躯体脂肪含量。可利用Frisch的临界体重计算。基于身体总水量占总体重的百分比,计算出躯体脂肪的百分比,为脂肪指数。16岁时身体总水量占总体重10%时相当于脂肪含量为22%,这是维持月经所需的最低标准,13岁时身体总水量占总体重10%时相当于脂肪含量为17%,这是发生月经初潮所需的最低标准,减少标准体重的10%~15%时就可使躯体脂肪含量下降到22%以下,造成月经紊乱。

这种闭经类似于下丘脑功能障碍,剧烈运动减少Gn分泌,但促进PRL、

GH、睾酮、ACTH，以及肾上腺激素的分泌，同时减低它们的清除率从而增加了这些激素的血浓度。低营养状态妇女的 PRL 一般无改变，相反过度运动者的 PRL 是增加的，但幅度较小，持续时间极短，所以不能用 PRL 的增加来解释月经异常。当闭经运动员与非闭经运动员或非运动员相比较时，她们的 PRL 含量并没有明显差异。另外，月经正常的女性运动员褪黑素水平在白天升高，而闭经运动员褪黑素有夜间分泌。这也可见于下丘脑性闭经的妇女，反映对 GnRH 脉冲分泌的抑制。与低营养状态妇女相反的另一个现象出现在甲状腺轴。运动员的 T_4 水平相对较低，过度锻炼的闭经患者的甲状腺激素都完全受抑制，包括反式 T_3。

运动员经常会有竞赛后或训练后的欣快愉悦感。尚不清楚这究竟是一种心理反应还是由于内源性阿片的增加。大量证据显示：内源性阿片通过抑制下丘脑 GnRH 的分泌来抑制 Gn 的分泌。纳曲酮（一种长效的阿片受体阻滞剂）用于体重下降导致的闭经患者可促使恢复月经，提示内啡肽在应激相关的下丘脑性闭经中的关键作用。运动员不管是否闭经都会出现运动诱导的血内啡肽水平的升高。

下丘脑性闭经（包括运动相关性或饮食失调）妇女由于 CRH 及 ACTH 增加，伴有皮质醇增多症，表明这是应激状态干扰生殖功能。皮质醇水平恢复正常的闭经运动员 6 个月内可恢复正常的月经。

闭经运动员处于能量负平衡的状态，IGFBP-1 水平升高，胰岛素敏感性增强，胰岛素水平下降，IGF-1 足以及 GH 水平升高。IGFBP-1 的增加会抑制下丘脑 IGF 的活性，继而抑制 GnRH 的分泌。

瘦素对生殖的影响也被视为维持应激反应，月经周期正常的运动员瘦素水平可显示出正常的昼夜节律，然而闭经患者则不具有昼夜节律。运动员瘦素水平普遍较低（不到 30%），这与身体脂肪含量的减少有关，但在血胰岛素不足及皮质醇增多症者其水平进一步降低。当身体脂肪减少到体重的 15%以下，以及瘦素＜3 ng/mL 的水平时会发生月经紊乱及闭经。

Fries 描绘了饮食障碍连续的 4 个阶段：以美容为目的的忌口；因对饮食及体重神经过敏而忌口；厌食反应；神经性厌食。

厌食反应与真正的神经性厌食之间有几点重要差异，从心理上来说，神经性厌食患者对疾病以及其自身的问题缺乏认识，她并不认为自己体重过低，毫不担心自己可怕的身体现状及外表，医患之间很难沟通，患者对医师极其不信任。而厌食反应的患者有自我批评的能力，患者知道问题所在，而且能描述出来运动员、过度锻炼的妇女或舞蹈演员都可能发生厌食反应。厌食反应的发生是自觉地有意识的故意努力减少体重。及早发现，给予忠告以及自信心的支持可以制止问题的进展。由病理性饮食失调进展到完全综合征仅需 1 年时间。

尽早发现的预后较好，简单地增加体重就可以扭转闭经状态。然而这些患者通常不愿意放弃自己的运动规律。所以应鼓励用激素治疗来阻止骨质流失及心血管系统的改变。如正常激素水平仍不足以使骨质密度恢复到正常水平，必须恢复足量的饮食和体重。当患者有生育要求时，推荐其减少运动量并增加一定的体重，有时必须考虑诱导排卵。

3.遗传基因缺陷

导致低促性腺素功能减退症特异性遗传缺陷尚不清楚。然而，随着分子生物学研究的深入，发现 FSH 亚基突变和 Kallmann 综合征的基因缺陷。

(1)闭经、嗅觉丧失、Kallmann 综合征：有一种少见的因 GnRH 分泌不足导致低促性腺素功能减退症，联合嗅觉丧失或嗅觉减退的综合征，亦即 Kallmann 综合征。在女性，这种综合征的特征是原发性闭经、性发育幼稚、低促性腺素，正常女性核型以及无法感知嗅觉，比如咖啡、香水。她们的性腺对 Gn 有反应。所以可用外源性 Gn 成功地诱导排卵，而氯米芬无效。

Kallmann 综合征与特殊的解剖缺陷有关，MRI 和尸体剖检证实了嗅脑内嗅沟的发育不全或缺失。这一缺陷是嗅觉神经轴突及 GnRH 神经元未能从嗅板中迁移出来的结果。目前已证实有 3 种遗传方式：X 染色体连锁遗传、常染色体显性遗传、常染色体隐性遗传。男性的发病率高出 5 倍，表明 X 染色体连锁遗传是其主要的遗传方式，但在女性患者中，遗传模式为常染色体隐性或常染色体显性遗传。X 染色体连锁遗传的 Kallmann 综合征可联合有其他因 X 染色体短臂远端的邻近基因缺失或易位所致的疾病(如 X 染色体连锁的矮小症或鱼鳞病及硫酸酯酶缺乏症)。

导致这一综合征的 X 染色体连锁基因的突变或缺失包括 X 染色体短臂上(Xp22.3)的一个独立基因(*KAL*)，它编码一种负责神经迁移的必需蛋白 anosmin-1。这种嗅觉丧失闭经综合征是由于嗅觉神经及 GnRH 神经元未能穿透前脑，组织了成功迁移。同时还可能有其他神经异常，如镜像运动、听觉缺失、小脑性共济失调等，提示泛发的神经缺陷。肾和骨异常、听力缺陷、色盲唇裂、腭裂(最常见的异常)也可以出现在这些患者中。表明除了下丘脑这一基因突变还可以在其他组织内表达。这一综合征的发生具有家族遗传性及散发性。尚未证实有常染色体的突变。

(2)单纯促性腺激素低下性闭经:单独的 GnRH 分泌不足导致的下丘脑性闭经患者可能有类似于 Kallmann 综合征患者的缺陷,但由于外显率较低,只有 GnRH 神经元的迁移缺陷表达出来。在一些嗅觉正常的闭经患者中,其家族成员有嗅觉丧失的患者。一些 GnRH 分泌不足但嗅觉正常的患者有常染色体遗传形式。然而尚未发现 GnRH 基因缺陷,X 染色体连锁基因的突变也并不常见。

有报道一个家族遗传性 GnRH 受体基因突变所致的低促性腺素功能减退症,患者的父母和一个姐妹是正常的杂合子,所以突变是常染色体隐性遗传的。筛选 46 个低促性腺素功能减退症男女,发现有女性患者的家族中,1/14 存在常染色体遗传性 GnRH 受体基因突变,在另一项研究中,证实常染色体隐性遗传嗅觉正常的患者中有 40%存在 GnRH 受体基因突变。GnRH 受体基因突变会干扰信号传导,导致对 GnRH 刺激抵抗,各种不同的表型反映了特殊突变后基因表达的质与量的差异。GnRH 受体基因突变可能在 20%的自发性下丘脑性闭经患者中发生。GnRH受体基因突变导致的低促性腺素功能减退症不容易用 GnRH 治疗,但外源性的 Gn 的反应未受损。由于大多数低促性腺素功能减退症患者对 GnRH 治疗起反应,因此 GnRH 受体基因突变并不常见。只有家族成员有类似表现的患者才值得继续追踪。

四、闭经的治疗

闭经的治疗应根据患者的病因、年龄、对生育的要求,采用个体化的方案进行。

(一)雌孕激素疗法

1.雌孕激素序贯疗法

适用于因卵巢早衰、卵巢抵抗综合征、垂体或下丘脑性闭经等情况。对要求生育的患者,雌激素种类的选择应为天然制剂。

2.雌孕激素联合疗法

适用于显著高雄激素血症和没有生育要求的情况。一般可选用避孕药半量或全量。对暂时不需要生育的患者,可长期服用数年。

(二)促排卵治疗

对要求生育的患者,针对不同的闭经原因,个体化地选择适当的促排卵药物和方案。

(三)手术治疗

针对患者病因，采用适当的手术诊断和治疗。对先天性下生殖道畸形的闭经，多有周期性腹痛的急诊情况，需要紧急进行矫形手术，以开放生殖道引流月经血；对多囊卵巢综合征的患者经第一线的促排卵治疗卵巢抵抗者，可通过经腹或腹腔镜进行卵巢打孔术，促进卵巢排卵；对垂体肿瘤患者，可行肿瘤切除手术。垂体分泌催乳素的腺瘤患者，在有视神经压迫症状时，可选择手术治疗。

(四)其他治疗

根据患者的具体情况，可针对性地采用适当的治疗方法。

(1)对高催乳素血症的患者用溴隐亭治疗。

(2)对高雄激素血症的患者可应用螺内酯、环丙孕酮等抗雄激素制剂治疗。

(3)对胰岛素抵抗的高胰岛素血症，可用胰岛素增敏剂及减轻体重的综合治疗。

(4)对甲状腺功能减低的患者应补充甲状腺素。

(5)对肾上腺来源的高雄激素血症可用地塞米松口服。

(6)对卵巢早衰、先天性性腺发育不良或 Turner 综合征可采用激素替代，并运用赠卵的辅助生殖技术帮助妊娠。

(五)治愈标准

(1)恢复自发的有排卵的规则月经。

(2)自然的月经周期＞21 天，经量＜80 mL，经期＜7 天。

(3)对于不可能恢复自发排卵的患者，如卵巢早衰等，建立规律的人工周期的阴道出血即可。

闭经是一组原因复杂的临床症状，有 100 余种病因，有功能性的，也有器质性的。对闭经的诊断是在病史、体格检查和妇科检查的基础上，根据一套经典的诊断程序逐步做出的。这一诊断程序可以将闭经的原因定位在下丘脑、垂体、卵巢、子宫和生殖道以及其他内分泌腺的部位，以便准确诊断和合理治疗。

因为闭经是由多种不同的原因造成的，所以对闭经的治疗方案也要根据其基础疾病而制订。有的疾病因原因不明，治疗的原则就是调整和维护机体的正常内分泌状态，帮助因闭经而不孕的夫妇怀孕，防止因闭经导致的近期和远期并发症。

第三节 性 早 熟

一、性早熟的发生机制和分类

对女孩来说，8 岁之前出现第二性征就称为性早熟。根据发病机制，性早熟可分为 GnRH 依赖性性早熟和非 GnRH 依赖性性早熟两大类。

(一)正常青春期的启动机制

了解正常的青春期启动机制是理解性早熟发生机制的基础。正常女孩的青春期启动发生在 8 岁以后，临床上表现为 8 岁以后开始出现第二性征的发育。性早熟患儿在 8 岁前就出现青春期启动。

正常青春期启动是由两个生理过程组成，它们分别被称为性腺功能初现和肾上腺皮质功能初现。女性性腺功能初现是指青春期下丘脑-垂体-卵巢轴(H-P-O 轴)被激活，卵巢内有卵泡的发育，卵巢性类固醇激素分泌显著增加，临床上表现为乳房发育和月经初潮。肾上腺皮质功能初现是指肾上腺皮质雄激素分泌显著增加，临床上主要表现为血清脱氢表雄酮(dehydroepiandrosterone，DHEA)和硫酸脱氢表雄酮水平升高及阴毛出现，青春期阴毛出现称为阴毛初现。目前认为性腺功能初现和肾上腺功能初现是两个独立的过程，两者之间不存在因果关系。对女性来讲，青春期启动主要是指卵巢功能被激活。

青春期出现的最主要的生理变化是第二性征的发育和体格生长加速。女性第二性征的发育表现为乳房发育、阴毛生长和外阴发育。乳房是雌激素的靶器官，乳房发育反映的是卵巢的内分泌功能，Tanner 把青春期乳房发育分成 5 期(表 2-1)。阴毛生长是肾上腺皮质分泌的雄激素作用的结果，因此反映的是肾上腺皮质功能初现，Tanner 把青春期阴毛生长也分成 5 期。Tanner 2 期为青春期启动的标志。一般来说，肾上腺皮质功能初现的时间较性腺功能初现的时间早，月经初潮往往出现在乳房开始发育后的 2～3 年。

表 2-1 女孩青春发育分期(Tanner 分期)

分期	乳房发育	阴毛发育	同时的变化
1 期	青春前	无阴毛	
2 期	有乳核可触及，乳晕稍大	有浅黑色阴毛稀疏地分布在大阴唇	生长速度开始增快

续表

分期	乳房发育	阴毛发育	同时的变化
3 期	乳房和乳晕继续增大	阴毛扩展到阴阜部	生长速度达高峰，阴道黏膜增厚角化，出现腋毛
4 期	乳晕第二次凸出于乳房	类似成人，但范围小，阴毛稀疏	月经初潮（在 3 期或 4 期时）
5 期	成人型	成人型	骨骺闭合，生长停止

青春期体格生长加速又称为生长突增，女孩青春期生长突增发生的时间与卵巢功能初现发生的时间一致，临床上表现为生长突增发生在乳房开始发育的时候。青春期启动前女孩生长速度约为每年 5 cm，生长突增时可达 9～10 cm。生长突增时间持续 2～3 年，初潮后生长速度明显减慢，整个青春期女孩身高可增加 25 cm。

（二）性早熟的发生机制及病因分类

GnRH 依赖性性早熟又称为真性性早熟或中枢性性早熟（central precocious puberty，CPP），是由下丘脑-垂体-卵巢轴提前激活引起的。其中未发现器质性病变的 GnRH 依赖性性早熟，称为特发性 GnRH 依赖性性早熟。非 GnRH 依赖性性早熟又称为假性性早熟或外周性性早熟，该类性早熟不是由下丘脑-垂体-卵巢轴功能启动引起的，患者体内性激素水平的升高与下丘脑 GnRH 的作用无关。所谓同性性早熟是指提前出现的第二性征与患者的性别一致，如女性提前出现乳房发育等女性第二性征。异性性早熟是指提前出现的第二性征与其性别相反或不一致，如女性提前出现男性的第二性征。不完全性性早熟又称为部分性性早熟。单纯乳房早发育可以认为是正常的变异，其中一部分可以发展为中枢性性早熟，因此需要长期随访。单纯性阴毛早现是由肾上腺皮质功能早现引起的，多数单纯的月经初潮早现与分泌雌激素的卵巢囊肿自然消退有关。

1.GnRH 依赖性性早熟

（1）特发性性早熟。

（2）中枢性神经系统异常。①先天性：如下丘脑错构瘤、中隔神经发育不良、蛛网膜囊肿等；②获得性：化疗、放疗、炎症、外伤、手术等；③肿瘤。

（3）原发性甲状腺功能减退。

2.非 GnRH 依赖性性早熟

（1）女性同性性早熟：①McCune-Albright 综合征；②自律性卵泡囊；③分泌

雌激素的卵巢肿瘤；④分泌雌激素的肾上腺皮质肿瘤；⑤异位分泌促性腺激素的肿瘤；⑥外源性雌激素。

(2)女性异性性早熟：①先天性肾上腺皮质增生症。②分泌雄激素的卵巢肿瘤。③分泌雄激素的肾上腺皮质肿瘤。④外源性雄激素。

3.不完全性性早熟

(1)单纯性乳房早发育。

(2)单纯性阴毛早现。

(3)单纯性月经初潮早现。

McCune-Albright综合征是一种少见的G蛋白病，临床上以性早熟、多发性骨纤维异常增殖症及皮肤斑片状色素沉着为最常见的症状，病因是胚胎形成过程中的鸟嘌呤核苷酸结合蛋白(G蛋白)α亚基(Gsα)基因发生突变，使α亚基的GTP酶活性增加，引起腺苷酸环化酶活性持续被激活，导致cAMP水平升高，最后出现卵巢雌激素分泌。McCune-Albright综合征是一个典型的假性性早熟，它还可以有其他内分泌异常：结节性甲状腺增生伴甲状腺功能亢进、甲状旁腺腺瘤、多发性垂体瘤伴巨人症或高催乳素血症、肾上腺结节伴库欣综合征等。

原发性甲状腺功能减退引起性早熟的机制与促甲状腺激素释放激素有关。一般认为促甲状腺激素释放激素水平升高时不仅使促甲状腺激素和催乳素分泌增加，也可使FSH和LH分泌增加，这可能是原发性甲状腺功能减退引起性早熟的原因。有学者认为原发性甲状腺功能减退引起性早熟的机制与过多的促甲状腺激素和FSH受体结合，导致雌激素分泌有关。

(三)诊断及鉴别诊断

8岁之前出现第二性征就可以诊断为性早熟。为区别性早熟的类型和病因，临床上要做一系列辅助检查。

1.骨龄测定

骨龄超过实际年龄1年或1年以上就视为提前，是判断骨质成熟度最简单的指标。

2.超声检查

可了解子宫和卵巢的情况。卵巢功能启动的标志是卵巢容积>1 mL，并有多个直径>4 mm的卵泡。另外盆腔超声可鉴别卵巢肿瘤，肾上腺超声可鉴别肾上腺肿瘤。

3.头颅MRI检查

对6岁以下的女性性早熟者应常规做头颅MRI检查，目的是除外中枢神经系统病变。

4.激素测定

性早熟儿体内的雌激素水平明显升高，升高程度与 Tanner 分期相关。另外肿瘤患者体内的激素水平异常升高，21-羟化酶患者体内的睾酮水平常≥2 ng/mL，17-羟孕酮水平超过正常水平的数十倍或数百倍。

非 GnRH 依赖性性早熟者体内的促性腺激素水平通常不升高，但异位分泌促性腺激素的肿瘤患者例外。从理论上讲，GnRH 依赖性性早熟患者体内的促性腺激素水平升高，但临床上测定时却可能发现GnRH依赖性性早熟患者体内的促性腺激素水平并无升高。这与青春期启动早期促性腺激素分泌存在昼夜差别有关，在青春期早期促性腺激素分泌增加只出现在晚上。因此，白天测定出来的促性腺激素水平并无增加。

测定甲状腺功能对鉴别甲状腺功能减退是必要的。

5.GnRH 兴奋试验

该试验是鉴别 GnRH 依赖性性早熟和非 GnRH 依赖性性早熟的重要方法：GnRH 50～100 μg或2.5～3.0 μg/kg 静脉注射，于 0、30、60 和 90 分钟分别采集血样，测定血清 FSH 和 LH 浓度。如果 LH 峰值＞12 IU/L，且 LH 峰值/FSH 峰值＞1，则考虑诊断为 GnRH 依赖性性早熟。

（四）性早熟的处理原则

性早熟的处理原则是去除病因，抑制性发育，减少不良心理影响，改善最终身高。对由中枢神经系统病变引起的 GnRH 依赖性性早熟，有手术指征者给予手术治疗，无手术指征者治疗原则同特发性 GnRH 依赖性性早熟。特发性 GnRH 依赖性性早熟主要使用 GnRH 类似物（GnRH-a）治疗，目的是改善成年身高，防止性早熟和月经早初潮带来的心理问题。甲状腺功能减退者需补充甲状腺素。

二、特发性 GnRH 依赖性性早熟的治疗

特发性 GnRH 依赖性性早熟的治疗目的是阻止性发育，使已发育的第二性征消退；抑制骨骺愈合，提高成年身高；消除不良心理影响，避免过早性交。目前，临床上常用的药物有孕激素、GnRH 类似物、达那唑和生长激素等，首选 GnRH 类似物。

（一）孕激素

用于治疗特发性 GnRH 依赖性性早熟的孕激素有甲羟孕酮、甲地孕酮和环

丙孕酮。

1.甲羟孕酮

主要作用机制是通过抑制下丘脑-垂体轴抑制促性腺激素的释放。另外，甲羟孕酮还可以直接抑制卵巢类固醇激素的合成。可使用口服或肌内注射给药。口服，10～40 mg/d；肌内注射100～200 mg/m^2，每周1次或每2周1次。临床上多选口服制剂。

长期大量使用甲羟孕酮的主要不良反应：①皮质醇样作用，能抑制ACTH和皮质醇的分泌；②增加食欲，使体重增加；③可引起高血压和库欣综合征样表现。

2.甲地孕酮

其作用机制和不良反应与甲羟孕酮相似。用法：甲地孕酮10～20 mg/d口服。

3.环丙孕酮

环丙孕酮有抗促性腺激素、孕激素活性，作用机制和不良反应与甲羟孕酮相似。环丙孕酮最大的特点是有抗雄激素活性。用法：每天70～100 mg/m^2口服。

由于孕激素无法减缓骨龄增加速度，因此对改善最终身高没有益处。另外，许多患儿不能耐受长期大量使用孕激素。目前临床上更主张用GnRH类似物来代替孕激素。

(二)达那唑

达那唑能抑制下丘脑-垂体-卵巢轴，增加体内雌二醇的代谢率，因此能降低体内的雌激素水平。临床上常用达那唑治疗雌激素依赖性疾病，如子宫内膜异位症、子宫内膜增生症和月经过多等。有作者用达那唑治疗GnRH依赖性性早熟也取得了不错的疗效。北京市儿童医院李文京等用GnRH激动剂治疗特发性CPP 1～2年后，改用达那唑治疗1年，剂量为8～10 mg/kg，结果发现达那唑药物治疗可以促进骨龄超过12岁的性早熟患儿身高生长。另外，达那唑还可以作为GnRH激动剂停药后继续用药的选择(表2-2)。

表2-2 GnRH激动剂治疗最后1年与达那唑治疗1年后的比较

项目	GnRH激动剂治疗的最后1年	达那唑治疗1年后
生物年龄(CA)(岁)	(9.76±1.7)	(10.6±1.7)
骨龄(BA)(岁)	(11.85±0.99)	(12.81±0.78)

续表

项目	GnRH 激动剂治疗的最后 1 年	达那唑治疗 1 年后
△BA/△CA	(0.58±0.36)	(0.95±0.82)
身高增长速度(厘米/年)	(4.55±2.63)	(6.78±3.11)
预测身高(PAH)(cm)	(156.79±7.3)	(158.01±6.66)

达那唑的主要不良反应。①胃肠道反应:恶心、呕吐等不适。②雄激素过多的表现:皮脂增加、多毛等。③肝功能受损。由于达那唑的不良反应比较明显,因此许多患儿无法耐受。事实上,在临床上达那唑也很少用于治疗性早熟。

(三)GnRH 类似物

根据作用机制可以将 GnRH 类似物分为 GnRH 激动剂和 GnRH 拮抗剂两种,它们均可用于治疗 GnRH 依赖性性早熟。目前,临床上最常用的是长效 GnRH 激动剂,如亮丙瑞林、曲普瑞林、戈舍瑞林等,一般每 4 周肌内或皮下注射一次。长效 GnRH 激动剂对改善第二性征、抑制下丘脑-垂体-卵巢轴有非常好的疗效。另外,由于它能延缓骨龄增加速度,增加骨骺愈合时间,所以能改善最终身高。

1.GnRH 激动剂治疗规范

关于 GnRH 激动剂的使用,中华医学会儿科学分会内分泌遗传代谢学组提出以下建议供参考。

(1)GnRH 激动剂的使用指征。为改善成年身高,建议使用指征:①骨龄,女孩≤11.5 岁,骨龄>年龄 2 岁或以上。②预测成年身高:女孩<150 cm。③骨龄/年龄>1,或以骨龄判断身高的标准差积分(SDS)≤−2。④发育进程迅速,骨龄增长/年龄增长>1。

(2)慎用指征:有以下情况时,GnRH 激动剂改善成年身高的疗效差,应酌情慎用:①开始治疗时骨龄:女孩>11.5 岁。②已有阴毛显现。③其靶身高低于同性别、同年龄正常身高平均值2 个标准差($\bar{x}-2S$)。

(3)不宜使用指征:有以下情况不宜应用 GnRH 激动剂,因为治疗几乎不能改善成年身高:①骨龄:女孩≥12.5 岁。②女孩月经初潮。

(4)不需应用的指征:因性发育进程缓慢(骨龄进展不超越年龄进展)而对成年身高影响不大的 CPP 不需要治疗,但需定期复查身高和骨龄变化。

(5)GnRH 激动剂使用方法。

剂量:首剂为 80~100 μg/kg,2 周后加强 1 次,以后每 4 周 1 次,剂量为60~

80 μg/kg，根据性腺轴功能抑制情况（包括性征、性激素水平和骨龄进展）而定，抑制差者可参照首次剂量，最大剂量为每次 3.75 mg。为确切了解骨龄进展的情况，临床医师应自己对治疗前后的骨龄进行评定和对比，不宜只按放射科的报告。

治疗监测：首剂 3 个月末复查 GnRH 激发试验，LH 激发值在青春前期水平说明剂量合适，以后对女孩只需定期复查基础 E_2 浓度判断性腺轴功能抑制状况。治疗过程中每2～3 个月测量身高和检查第二性征。每 6 个月复查骨龄，同时超声复查子宫和卵巢。

疗程：为改善成年身高，GnRH 激动剂的疗程至少需要 2 年。一般在骨龄 12～12.5 岁时可停止治疗。对年龄较小开始治疗者，在年龄已追赶上骨龄，且骨龄已达正常青春期启动年龄时可停药，使其性腺轴功能重新启动。

停药后监测：治疗结束后第 1 年内应每 6 个月复查身高、体重和第二性征。

2.GnRH 激动剂的不良反应

GnRH 激动剂没有明显的不良反应。少部分患者有变态反应及注射部位硬结或感染等。临床上人们最关心的是 GnRH 激动剂对患者的远期影响，目前的研究表明长期使用 GnRH 激动剂不会给下丘脑-垂体-卵巢轴造成永久性的抑制。一旦停用 GnRH 激动剂，受抑制的下丘脑-垂体-卵巢轴会很快恢复活动。另外，有患者担心使用 GnRH 激动剂可造成将来的月经失调，目前尚无证据说明患者以后的月经失调与 GnRH 激动剂治疗之间存在着联系。

3.GnRH 拮抗剂

GnRH 拮抗剂也可用于治疗 GnRH 依赖性性早熟，它与 GnRH 激动剂的区别在于开始使用时就会对下丘脑-垂体-卵巢轴产生抑制作用。

（四）生长激素

生长激素（GH）是由垂体前叶 GH 细胞产生的一种蛋白激素，循环中的 GH 可以单体、二聚体或聚合体的形式存在。80％为相对分子质量 22×10^3 单体，含有 191 个氨基酸，20％为相对分子质量 20×10^3 单体，含有 176 个氨基酸。GH 对正常的生长是必需的。青春期性激素和 GH 的水平同步增加提示这两类激素之间存在着相互调节作用，一般认为是性激素驱动 GH 的分泌和促生长作用。

GnRH 激动剂可以减慢生长速率及骨骼成熟、提高患儿最终身高，但一部分患儿生长速率过缓，以致不能达到成年预期身高。近年来，为了提高 CPP 患者的最终身高，采取了与 GH 联合治疗的方案。Pasquino 等用曲普瑞林治疗 20 例 ICPP 2～3 年后发现这些患儿的身高比正常同龄儿童低 25 个百分点，随后他们把这些患儿平均分成两组：一组继续单用曲普瑞林，而另一组同时加用 GH 继续治疗 2 年后发现，GnRH 激动剂加 GH 组的平均成年身高比治疗前预期成年身高高(7.9±1.1)cm，而单用 GnRH 激动剂组只比治疗前预期成年身高高(1.6±1.2)cm。国内一些学者的研究也得出了类似的结果。这说明 GnRH 激动剂联合 GH 治疗可提高患者的成年身高。

临床上使用的 GH 是用基因重组技术合成的，与天然 GH 具有完全相同的药效学和药代学的人 GH。其半衰期为 3 小时，皮下注射后 4～6 小时出现 GH 峰值。用法：每周皮下注射 0.6～0.8 IU/kg，分 3 次或 6 次给药，晚上注射。一般连续治疗 6 个月以上才有意义。

不良反应：①注射部位脂肪萎缩，每天更换注射部位可避免。②亚临床型甲状腺功能减退，约 30%的用药者会出现，此时需要补充甲状腺素。③少数人会产生抗 rGH 抗体，但在多数情况下抗体不会影响生长速度。

(五)心理教育

青春期过早启动可能会对儿童的心理产生不利影响。为了避免这种情况的发生，家长和医师应告诉患儿有关知识，让她们对性早熟产生正确的认识。另外，还应对患儿进行适当的性教育。

三、其他性早熟的治疗

对于除特发性 GnRH 依赖性性早熟以外的性早熟治疗来说，治疗的关键是去除原发病因。

(一)颅内疾病

包括颅内肿瘤、脑积水及炎症等。颅内肿瘤主要是下丘脑和垂体部位的肿瘤，这些肿瘤可以引起 GnRH 依赖性性早熟，治疗主要采用手术、放疗或化疗。脑积水者应行引流减压术。

(二)自律性卵泡囊肿

自律性卵泡囊肿是非 GnRH 依赖性性早熟的常见病因。青春期前儿童卵巢内看到生长卵泡属于正常现象，但这些卵泡直径通常<10 mm。个别情况下，卵泡增大成卵泡囊肿，直径可>5 cm。如果这些卵泡囊肿反复存在且分泌雌激素，就会导致性早熟的出现。

自律性卵泡囊肿发生的具体机制尚不清楚，有研究提示部分患者可能与 FSH 受体或 LH 受体基因突变，导致受体被激活有关。

自律性卵泡囊肿有时需要与卵巢颗粒细胞瘤相鉴别。另外，自律性卵泡囊肿与其他卵巢囊肿一样，也可出现扭转或破裂，临床上表现为急腹症，此时需要手术治疗。

自律性卵泡囊肿的处理：可以在超声监护下行卵泡囊肿穿刺术。另外，也可口服甲羟孕酮抑制雌激素的合成。

(三)卵巢颗粒细胞瘤

青春期儿童可以发生卵巢颗粒细胞瘤，由于卵巢颗粒细胞瘤能分泌雌激素，因此这些儿童会发生性早熟。一旦诊断为卵巢颗粒细胞瘤，应立即手术，术后需要化疗。

卵巢颗粒细胞瘤能分泌抑制素和 AMH，这两种激素被视为卵巢颗粒细胞瘤的肿瘤标志物，可用于诊断和治疗后随访。

(四)McCune-Albright 综合征

McCune-Albright 综合征的发病机制和临床表现见前面所述。治疗为对症处理。对性早熟可用甲羟孕酮治疗。

(五)先天性肾上腺皮质增生症

导致肾上腺皮质雄激素分泌过多的先天性肾上腺皮质增生症患者会发生女性异性性早熟，临床上表现为女性儿童有男性化体征。这些疾病中最常见的是 21-羟化酶缺陷。

(六)芳香化酶抑制剂的使用

芳香化酶是合成雌激素的关键酶，其作用是将雄激素转化成雌激素。芳香化酶抑制剂可以抑制芳香化酶的活性，阻断雌激素的合成，从而降低体内的雌激素水平。目前临床上有作者认为可用芳香化酶抑制剂如来曲唑等，治疗非 GnRH 依赖性性早熟，如 McCune-Albright 综合征等。

第四节　功能失调性子宫出血

功能失调性子宫出血(简称功血)是指由于神经内分泌机制失常引起的异常子宫出血，需排除全身及内外生殖器官器质性病变存在，或指下丘脑-垂体-卵巢轴调节功能失常导致异常子宫出血，而非直接由全身及内外生殖器器质性病变引起的异常子宫出血。功血是妇科常见病，可发生于月经初潮至绝经间的任何年龄。临床主要表现为月经周期、经期、经量的异常，如月经周期长短不一、经期延长、经量过多或不规则阴道流血。临床分为无排卵性功血和排卵性功血两类，无排卵性功血约占80%，其中90%见于青春期和绝经前期，即生殖功能开始发育和衰退过程中生殖内分泌功能波动大的两个阶段，少数发生于生育期，如流产后、产后需要重新恢复排卵功能的阶段。无排卵性功血的特点为月经周期和月经量的异常，表现为月经周期紊乱、经期延长、经量多或淋漓不净。排卵性功血多见于育龄期妇女，常需与器质性病变相鉴别。其月经周期相对有规律，主要表现为月经周期缩短、经量异常增多、经期延长、经间期出血等。

功血属中医“崩漏”“月经先期”“月经过多”“经期延长”“经间期出血”范畴，排卵性功血和无排卵性功血均可伴见“不孕”。

一、病因

正常月经周期的建立，有赖于下丘脑-垂体-卵巢-子宫之间的功能协调。正常月经的发生是基于排卵后黄体生命结束，雌激素和孕激素撤退，使子宫内膜功能层皱缩坏死而脱落出血。正常月经的周期、持续时间和血量，表现为明显的规律性和自限性。功血的发生是由于体内外多种因素如过度紧张、恐惧、忧伤、环境和气候骤变以及全身性疾病、营养不良、贫血及代谢紊乱等影响了下丘脑-垂体-卵巢轴的功能，而致异常子宫出血，分为无排卵性功血和有排卵性功血。

(一)无排卵性功血

无排卵性功血主要发生于青春期和绝经过渡期，两者发病机制不完全相同。青春期功血患者，下丘脑-垂体-卵巢轴的调节功能尚未成熟，大脑中枢对雌激素的正反馈作用存在缺陷，此时垂体分泌FSH呈持续低水平，LH无高峰形成，导致卵巢不能排卵。绝经过渡期患者，由于卵巢功能衰退，对促性腺激素的反应下降，致使卵泡在发育过程中退化，因而不能发生排卵。各种原因引起的无排卵均可导致子宫内膜受单一雌激素刺激且无孕激素对抗而发生雌激素突破性出血或雌激素撤退性出血。雌激素突破性出血有两种类型，低水平雌激素维持在阈值水平，可发生间断少量出血，内膜修复慢使出血时间延长；高水平雌激素且持续维持在有效浓度，则引起长时间闭经，因无孕激素参与，内膜无限制地增厚，却无致密坚固的间质支持，致使突破性出血，出血量多。雌激素撤退性出血表现在子宫内膜受雌激素作用持续增生，当雌激素短期内大幅度下降，子宫内膜缺少足量的雌激素作用，出现脱落、出血。

此外无排卵功血的出血还与子宫内膜剥脱出血的自限性机制缺陷有关，包括：①子宫内膜组织脆性增加。②子宫内膜剥脱不完整。③内膜血管结构与功能异常，小动脉螺旋化缺乏。④纤溶亢进和凝血功能异常。⑤子宫肌层合成前列环素增多，使血管扩张和抑制血小板凝集。

（二）排卵性功血

排卵性功血多发生在育龄期，主要由于卵泡发育不良或下丘脑垂体功能不足，引起排卵后黄体功能不足，或黄体期缩短，或黄体萎缩不全，导致子宫内膜不规则出血。目前认为黄体功能不足的原因有：①卵泡期 FSH 缺乏，卵泡发育缓慢，雌激素分泌减少。②LH 不足，排卵后黄体发育不全，孕激素分泌减少。③LH/FSH比率异常，使卵泡发育不良，排卵后黄体发育不全。④部分患者同时有血催乳素(PRL)水平升高。⑤生理因素如初潮、分娩及绝经前，性腺轴功能紊乱。⑥下丘脑-垂体-卵巢轴功能失调，或溶黄体机制失常，引起黄体萎缩不全。

二、临床表现

（一）症状

无排卵性功血最常见的症状是子宫不规则出血，其特点是月经周期紊乱，经期长短不一，经量时多时少，甚至大量出血。有时停经数周或数月后阴道流血，往往出血较多；有时开始即阴道不规则流血，量少淋漓不净。出血量多或时间长者可继发贫血，短期大量出血可导致休克。

排卵性功血月经症状：①黄体功能不足主要表现为月经周期明显缩短，月经频发。有的月经周期虽然在正常范围内，但卵泡期延长、黄体期缩短，可导致患者不易受孕或孕早期流产。或由于黄体过早衰退，不能支持子宫内膜，或子宫内膜反应不良，以至于经前数天即有少量出血，然后才有正常的月经来潮。②子宫内膜不规则脱落多见于育龄期妇女，表现为月经周期正常，但经期延长，可长达9～10 天，且出血量多。症状以经期延长为主，可伴出血量多。

以上两种功血，若病程日久，或出血量多时可出现头晕、乏力、易疲倦、心悸、气短、水肿、食欲下降、失眠等虚弱症状。

（二）体征

妇科检查：子宫大小多属正常。

(三)常见并发症

1.贫血

病程久、出血量多时出现贫血,表现为头晕、乏力、易疲倦、心悸、气短、水肿、食欲下降、失眠等。

2.失血性休克

失血性休克可见于大出血的无排卵性功血患者,表现为意识障碍,面色苍白,四肢冷,皮肤湿冷,口唇青紫,脉搏细数,血压低。

3.不孕

无排卵性功血患者小卵泡发育,但无卵泡成熟及排卵;排卵性功血患者黄体期孕激素分泌不足或黄体过早衰退,以致患者不易受孕。

4.盆腔炎

功血患者出血时间过长,容易并发盆腔感染,而致盆腔炎。

三、实验室和其他辅助检查

(一)妊娠试验

有性生活者应行妊娠试验,排除妊娠及妊娠相关疾病。

(二)血液学检查

血液学检查包括血常规、凝血功能、血清铁蛋白检查,必要时需行骨髓穿刺检查,排除血液系统疾病。轻度贫血者,血红蛋白 91～110 g/L;中度贫血者,血红蛋白 61～90 g/L;重度贫血者,血红蛋白<60 g/L。感染者,白细胞>10.0×10^9/L。

(三)激素测定

青春期无排卵性功血患者血中 FSH、LH 水平可稍低,E_2水平偏低或正常。绝经期无排卵性功血患者血 FSH、LH 可正常或稍高,E_2水平可正常或稍高,T 水平可正常或略高。排卵性功血在基础体温上升后第 7 天血中孕酮(P)水平偏低。测定血清催乳素水平及甲状腺功能排除其他内分泌疾病。

(四)B超检查

无排卵功血可见小卵泡发育,但无卵泡成熟及排卵;有排卵功血有卵泡发育,卵泡或成熟或不成熟,均有排卵。

(五)基础体温测定

无排卵性功血患者基础体温呈单相型曲线,提示无排卵;黄体功能不足的排卵性功血患者基础体温呈双相型者提示有排卵，但高温相持续<11 天；子宫内膜不规则脱落的排卵性功血患者基础体温高温相下降缓慢。

（六）阴道细胞学检查

无排卵功血表现为中、高度雌激素影响。

（七）宫颈黏液结晶检查

无排卵功血仅有羊齿植物状结晶，尤其是经前出现羊齿植物状结晶。有排卵功血经后为羊齿植物状结晶，排卵后及经前可见椭圆形结晶。

（八）诊断性刮宫

可了解子宫内膜有无病变，同时也可起到止血作用。年龄>35 岁，药物治疗无效或存在子宫内膜癌高危因素的异常子宫出血患者，应行诊断性刮宫，明确子宫内膜病变。不规则阴道流血或大量阴道出血时可随时行诊断性刮宫，诊断性刮宫时必须搔刮整个宫腔，尤其是两个宫角，并注意宫腔形态、大小，宫壁是否平滑，刮出物性质和数量。疑有子宫内膜癌时行分段诊断性刮宫。

（九）子宫内膜活检

为了解卵巢排卵情况及黄体功能，应在经前期或月经来潮 6 小时内刮宫；若怀疑子宫内膜脱落不全，则应在月经来潮第 5 天刮宫。

无排卵功血子宫内膜的病理改变。

1.增殖期子宫内膜

见于月经周期后半期甚至月经来潮后，提示未排卵。

2.子宫内膜增生症

(1)单纯性增生(旧称腺囊型增生)。

(2)复杂性增生(旧称腺瘤型增生)。

(3)不典型增生：为癌前期病变。癌变率为 10%～15%，已不属于功血范畴。

3.萎缩型子宫内膜

萎缩型子宫内膜见于绝经期。

有排卵功血子宫内膜的病理改变：有排卵而黄体不健者分泌期子宫内膜落后于正常内膜2 天以上，有排卵而黄体萎缩不全者月经来潮第 5 天子宫内膜仍有分泌相。

(十)宫腔镜检查

宫腔镜检查可提高宫腔病变如子宫内膜息肉、子宫黏膜下肌瘤、子宫内膜癌的诊断率。

(十一)腹腔镜检查

用以排除盆腔内器质性病变。

四、诊断要点

功血的诊断应采用排除法。主要依据病史、体格检查及辅助检查做出诊断。

(一)病史

详细询问患者的年龄、月经史、婚育史、避孕措施、激素类药物使用史,是否受环境和气候变化、精神紧张、劳累过度等因素的影响,或存在营养不良、代谢紊乱等因素。了解子宫出血的经过,如发病的时间,目前出血情况,出血前有无停经史及以往治疗经过(尤应注意以往内分泌治疗的情况),特别注意过去有无月经过多、月经频发、子宫不规则出血等病史。

(二)症状

1.无排卵性功血月经表现

(1)月经过多:周期规则,但经量过多(>80 mL)或经期延长(>7 天)。

(2)月经过频:周期规则,但<21 天。

(3)子宫不规则过多出血:周期不规则,经期延长,经量过多。

(4)子宫不规则出血:周期不规则,经期延长而经量正常。

2.排卵性功血的月经异常表现

主要为月经周期缩短,有时月经周期虽在正常范围内,但卵泡期延长,黄体期缩短,以致患者不易受孕或在孕早期流产。或表现为月经周期正常,但经期延长,长达 9～10 天,且出血量多。

(三)体格检查

1.一般情况

应注意患者的精神、营养、发育状况,有无贫血及其程度,第二性征、乳房的发育及毛发分布,有无泌乳等。

2.妇科检查

子宫大小多属正常。

(四)辅助检查

1.诊断性刮宫

结果显示分泌反应至少落后 2 天者,提示有黄体功能不足可能;在月经周期的第 5～6 天诊断性刮宫,显示子宫内膜仍呈分泌期反应,且与出血期及增生期内膜并存,提示有子宫内膜不规则脱落可能。

2.B 超

了解子宫大小、形状、子宫内膜厚度,宫腔内有无赘生物及血块等,有助于排除其他疾病;动态观察卵泡发育、优势卵泡大小及排卵情况。

3.宫腔镜检查

可在宫腔镜直视下选择病变区进行活检,有助于诊断子宫内膜息肉、子宫黏膜下肌瘤及子宫内膜癌等宫腔内病变。

4.凝血功能测定

通过血小板计数,出、凝血时间,凝血酶原时间等了解凝血功能。

5.血红细胞计数及血红蛋白

了解贫血情况。

6.基础体温测定

无排卵性功能失调性子宫出血基础体温呈单相型,黄体功能不足者基础体温呈双相型,但黄体期不足 11 天;子宫内膜不规则脱落者基础体温呈双相改变,但下降缓慢。

7.宫颈黏液检查

经前宫颈黏液见羊齿植物状结晶,提示有雌激素作用但无排卵,见成排出现的椭圆体,提示有排卵。

8.阴道脱落细胞涂片检查

一般表现为中、高度雌激素影响。

9.女性生殖内分泌激素测定

血清孕酮为卵泡期低水平则提示无排卵;E_2可反映体内雌激素水平;催乳素及甲状腺激素有助排除其他内分泌疾病;高雄激素应考虑多囊卵巢综合征。

五、鉴别诊断

必须排除由生殖器官病变或全身性疾病所引起的子宫出血,应注意与下列疾病相鉴别。

(一)病理妊娠或妊娠并发症

如流产、异位妊娠、滋养细胞疾病、产后子宫复旧不全、胎盘残留等,可通过HCG测定、B超检查或诊断性刮宫等协助鉴别。

(二)生殖道感染

如急性或慢性子宫内膜炎、子宫肌炎等,妇科检查可有带下增多,或子宫附件压痛。

(三)生殖道肿瘤

如子宫内膜癌、子宫肌瘤、卵巢肿瘤等,通过B超或诊断性刮宫可鉴别。宫颈病变可通过妇科检查结合宫颈细胞学检查、宫颈活检等有助鉴别。

(四)全身性疾病

血液病通过血液及骨髓检查可诊断;肝功能损害通过B超及肝功能检查有助于鉴别。甲状腺功能亢进或低下通过检测甲状腺功能有助于鉴别。

(五)性激素类药物使用不规范

含孕激素的避孕器,如节育器、阴道环、皮下埋置剂,由于持续释放低剂量孕激素,可使子宫内膜不规则脱落,表现为阴道不规则出血。

(六)生殖道损伤

妇科检查可诊断。

六、治疗

治疗原则为减少经量或控制异常出血,调整月经周期。青春期少女以调整月经周期为主,预防复发及远期并发症;围绝经期妇女止血后以调整周期、减少经量为原则。治疗方法包括药物治疗和非药物治疗,需根据患者年龄、对生育的要求、内膜情况、B超等辅助检查结果选用合适的方法。一般先用药物治疗,已婚患者可行刮宫术,久治不愈已无生育要求者可采用子宫内膜去除、子宫切除等外科治疗。治疗分为止血和止血后调整周期两部分,出血阶段应迅速有效地止血及纠正贫血,血止后应尽可能明确病因,并根据病因进行治疗。对于育龄期妇女排卵性功血应首先排除妊娠,然后止血及调整周期,若有生育要求则行促排卵治疗,增加妊娠率。若药物难以控制出血之势时,可采取手术止血。

(一)无排卵性功血患者的止血治疗

1.*激素类药物治疗*

应根据患者出血量、出血时间、贫血程度选择激素的种类和剂量。对大量出血患者,要求在性激素治疗 6～8 小时明显见效,24～48 小时内血止,若 96 小时以上仍不止血,应考虑有无器质性病变存在。

孕激素内膜脱落止血法:孕激素是治疗无排卵性功血的主要药物。无排卵性功血的病理基础是缺乏孕激素,因此用孕激素使子宫内膜转为分泌期,停药后发生撤退性出血。常用黄体酮 20 mg 肌内注射,每天 1 次,连用 3～5 天;或地屈孕酮每次 10 mg,每天 2 次,连用 10 天;或口服微粒化孕酮每天 200～300 mg,连用 5～7 天。对更年期患者,为预防撤退性出血过多,在用黄体酮的同时,可合用丙酸睾酮每次 25～50 mg 肌内注射。

雌激素内膜生长止血法:该止血方法的原理是用雌激素使子宫内膜生长,修复创面止血。常用药物是苯甲酸雌二醇,首次剂量 2 mg 肌内注射,根据出血情况每 6～8 小时重复一次,直至血止,每天最大量一般不超过 12 mg,血止后 2～3 天可逐步减量,直至每次 1 mg 维持至用药 20 天左右。也可用相应剂量的其他雌激素制剂,有报道用大剂量结合雌激素(conjugated equine estrogen,CEE,倍力美,premarin)治疗功血。使用结合雌激素每天 0.6 mg/kg 体重,大部分患者在用药后 6 小时内出血明显减少,最佳作用见于用药第 5～7 天,效用持续 10～14 天,最大剂量可达 60 mg/d。

内膜萎缩法:此法的止血原理为大剂量的合成孕激素或雌、孕激素制剂通过抑制垂体分泌促性腺激素进而抑制卵巢分泌雌激素,内源雌激素的降低使子宫内膜萎缩,达到出血迅速减少或停止的效果。

合成孕激素制剂:常用的药物有左旋-18-炔诺孕酮、炔诺酮(妇康片)、醋酸甲地孕酮、甲羟孕酮。炔诺酮同时具有孕、雄、雌激素样作用,对内膜作用效价高,可作为首选止血药,常用 5～7.5 mg口服,每 6 小时一次,一般用药 4 次止血或明显减少。然后每 3 次递减 1/3 量,直至维持量每天 5 mg,连续用 21 天左右,在此期间积极纠正贫血,待血红蛋白回升接近正常后,可停药撤退性出血。

在孕激素基础上配伍使用雌、雄激素也有较好效果,具体可用三合激素(黄体酮 12.5 mg,苯甲酸雌二醇 1.25 mg,睾酮 25 mg)肌内注射,每 12 小时一次,血止后递减至每 3 天一次,共 20 天停药。

2.其他药物治疗

(1)非甾体类抗感染药物:前列腺素是子宫内膜血管出血和止血功能的重要调节因子。口服氟芬那酸 0.2 g,每天 3 次;甲芬那酸 0.5 g,每天 3 次,可减少月经量 25%～35%,同时应注意胃肠道不良反应。

(2)抗纤溶药物:酚磺乙胺能增强血小板功能及毛细血管抗力,每次 0.25～

0.5 g 肌内注射，每天 0.5～1.5 g；或静脉滴注每天 5～10 g。氨甲苯酸或氨甲环酸 300 mg 静脉滴注，每天 2～3 次。

(3)甲状腺素治疗：青春期出血伴有肥胖、基础代谢率低、甲状腺功能低下者，用甲状腺素治疗，除能调整内分泌失调、提高垂体及卵巢的活性外，并能促进雌激素的分解和排泄，可使雌激素过剩的水平降低。一般用小剂量甲状腺制剂 0.03 mg，每天 1～2 次。

(4)米非司酮：米非司酮是一种强效孕激素拮抗剂，还伴有一定的抗糖皮质激素作用，可直接和间接作用于丘脑-垂体系统，导致促性腺激素分泌减少。米非司酮还可抑制卵巢功能，表现为抑制卵泡期卵泡的发育及排卵延迟，还可诱导黄体溶解，直接作用于卵巢颗粒细胞促使其凋亡，增加闭锁卵泡数，从而加速残存卵泡的萎缩，导致绝经，对于围绝经期功血治疗有一定疗效。可每次口服 12.5 mg，每天 1 次，90 天为 1 个疗程。目前该药物治疗功血研究较多，临床上应用有一定疗效，但其功用还未列入《药典》。

(5)左炔诺孕酮宫内节育系统（levonorgestrel intrauterine system，LNG-IUS)，商品名曼月乐：可局部释放左旋-18-炔诺孕酮(每天 20 μg)，使子宫内膜萎缩从而减少出血或出现闭经，达到避孕和减少出血的双重目的。

(6)其他止血药：子宫收缩剂治疗，如与凝血、止血药物合用，可进一步减少出血量。常用缩宫素和麦角新碱，急性出血可静脉注射，一般可肌内注射。有血管硬化与冠心病者忌用。凝血、止血药物中，卡巴克络和酚磺乙胺可降低微血管通透性，6-氨基己酸、对羧基苄氨、氨甲环酸等可抑制纤维蛋白溶酶，有减少出血量的辅助作用，但不能赖以止血。有血栓性血管病史者慎用。氨基己酸 4～6 g，以 5%葡萄糖注射液或生理盐水 100 mL 稀释后静脉滴注，15～20 分钟滴完。氨甲环酸每天 200～400 mg，溶于 25%～50%葡萄糖注射液 20～40 mL 内，缓慢静脉注射。

3.刮宫术

为快速有效的止血方法，尤其适用于病程较长的已婚育龄期或围绝经期患者，但半年内曾用此法治疗者不宜再次使用。出血超过 14 天或不规则流血者可随时刮宫；围绝经期首选分段刮宫术，以排除宫颈管和宫腔内器质性病变；青春期患者一般以药物治疗为主。

(二)调整无排卵功血患者的月经周期

对于青春期、育龄期无排卵性功血患者，止血后当继续用药以建立或恢复月经周期，使用性激素人为地控制流血量并形成周期治疗的目的，一方面暂时抑制患者本身的下丘脑-垂体-卵巢轴，使能恢复正常月经的内分泌调节，另一方面直接作用于生殖器官，使子宫内膜发生周期性变化，并按预期时间脱落，所伴出血量不致太多。一般连续用药3个周期。在此过程中当积极纠正贫血，加强营养，以改善体质。常用的调整月经周期的方法有以下几种。

1.雌、孕激素序贯法

适用于青春期功血患者。本方法亦称人工周期，为模拟自然月经周期中卵巢的内分泌变化，序贯应用雌、孕激素，使子宫内膜发生相应变化，引起周期性脱落。用法：已烯雌酚 1～2 mg（或戊酸雌二醇 1～2 mg 或炔雌醇 0.02～0.05 mg），于出血第5天起，每晚1次，连服20天，至服药第11天，每天加用黄体酮10 mg肌内注射（或甲羟孕酮6～10 mg口服），两药同时用完，停药后3～7天出血。于出血第5天重复用药，一般连续使用3个周期。用药2～3个周期后，患者常能自发排卵。

2.雌、孕激素合并应用

适用于育龄期（有避孕要求）和围绝经期功血患者。雌激素使子宫内膜再生修复，孕激素用以限制雌激素引起的内膜增生程度。

单独雌、孕激素合并应用：已烯雌酚1 mg（或戊酸雌二醇1 mg）及甲羟孕酮4 mg，于出血第5天起两药并用，每晚1次，连服20～22天，停药后出现出血，血量较少。

复方雌、孕激素合并应用：复方避孕药限制子宫内膜生长，使过度增生的内膜逐渐退化，至少可减少60%的正常月经量。在出血第5天开始，每晚口服1丸，21天为1个周期，连用3个周期。我国研制的避孕药Ⅰ号、Ⅱ号及三相片均能有效地调控月经周期，尤其在三相片服用中发生突破出血、点滴出血的较单相制剂显著为少。

3.左炔诺孕酮宫内缓释系统

可有效治疗功血，原理为在宫腔内局部释放左炔诺孕酮，抑制子宫内膜生长。

（三）促进无排卵性功血患者排卵

适用于青春期和育龄期无排卵性功血患者。

1.氯米芬

适用于体内有一定雌激素水平的功血患者。该药为非甾体化学物，有微弱雌激素作用，在下丘脑竞争性地结合雌激素受体产生抗雌激素作用。通过抑制内源性雌激素对下丘脑的负反馈，诱导促性腺激素的释放而诱发排卵。于出血第5天起，每晚服50 mg，连续5天。若排卵失败，可重复用药，剂量逐步增至每天100～150 mg。不宜长期应用，以免发生卵巢过度刺激综合征或引起多胎妊娠。排卵率为80%，妊娠率仅其半数。

2.人绒毛膜促性腺激素(HCG)

适用于体内FSH有一定水平、雌激素中等水平者。HCG具有类似LH作用而诱发排卵。监测卵泡发育接近成熟时，连续3天肌内注射HCG，剂量依次为1 000 U、2 000 U及5 000 U。

3.人绝经期促性腺激素(HMG)

其制剂分75 U(每支含FSH及LH各75 U)和150 U(每支含FSH及LH各150 U)两种。FSH促使卵泡生长发育和颗粒细胞成熟，分泌雌激素。LH促使卵泡的泡膜细胞合成雌激素前体——雄烯二酮和睾酮。在两者作用下卵泡发育成熟。在月经来潮第3～5天开始用药，连用7～12天，应用5天后监测卵泡发育情况，根据卵泡发育情况增减剂量，若卵泡发育成熟，停用HMG，加用HCG 5 000～10 000 U，每天肌内注射1次，共2～3天，以提高排卵率。注意使用HMG时易并发卵巢过度刺激综合征。

4.GnRH

过去应用GnRH脉冲式给药诱发排卵，现多主张用GnRH做预治疗，约需8周时间达到垂体去敏感状态，导致促性腺激素呈低水平，继之性腺功能低下，此时再给予GnRH脉冲治疗或应用HMG及HCG，可达到90%的排卵率。

(四)无排卵性功血患者的手术治疗

1.子宫切除术

现很少用以治疗功血。适用于患者年龄超过40岁，病理诊断为子宫内膜腺瘤型增生过长或子宫内膜不典型增生，或年龄较大，反复出血，久治不愈造成严重贫血者。

2.子宫内膜部分或完全切除术

子宫内膜切除术是去除子宫内膜后引起纤维反应，从而达到减少月经量、减轻痛经及人为闭经的有效方法。对于顽固性功血而无生育要求者，尤其对施行子宫切除术有禁忌证者，可施行宫腔镜内膜切除术和热球法子宫内膜切除术，即在宫腔镜下，通过电切割、激光行子宫内膜去除术以达到减少出血的治疗效果。有研究报道子宫内膜切除术后月经改善的成功率为95%左右。热球法治疗原理是通过球内被加热液体的热能使子宫内膜凝固、坏死、剥离脱落，以减少子宫腔内膜面积，达到治疗目的。热球法子宫内膜切除与宫腔镜电切割、激光切割技术相比，有同等的治疗效果，且因为不用危险的能源，安全性高。其远期效果须进一步观察。子宫内膜切除术须注意防止并发症如子宫穿孔、低钠血症、术后晚期腹痛及痛经的出现。

(五)有排卵性功血的治疗

1.月经量多

有排卵性出血周期规律，其导致的月经量多通常雌激素含量较高，一般治疗选用以下药物。

对抗雌激素药物：丙酸睾酮 25 mg/d，肌内注射，连用 3 天；或达那唑每天 200 mg。

抗前列腺素合成药：如氟芬那酸 200 mg，每天 3 次，可减少经量25%～30%。

抗纤溶药：如氨甲环酸、氨基己酸等，治疗方法同无排卵性功血。

2.经间期出血或经期延长治疗

经间期出血或经期延长治疗有以下几种。

围排卵期出血：多数因子宫内膜对雌激素波动过度敏感或血内雌激素水平下降过多，一般无须过多处理，仅予对症止血治疗。

经前出血：考虑黄体功能不足引起，治疗主要有以下几种。①促进卵泡发育：卵泡发育不良是黄体功能不足的主要原因，因此促进卵泡发育和正常排卵有利于正常黄体的形成。可选用氯米芬诱发卵泡生长发育，必要时可选用人绝经期促性腺激素(HMG)，使用方法同无排卵性功血。②黄体功能替代疗法：可给予基础体温上升后第 2～3 天开始口服甲羟孕酮，每次 4 mg，每天 2 次，共 10 天；或肌内注射黄体酮注射液，每天 20 mg，共 10 天；或于排卵后第 4、6、8、10 天分别注射 HCG 2 000 U，辅助黄体功能。

经期延长：可能为新发育的卵泡分泌雌激素不足或黄体萎缩不全引起，治疗主要有以下几种。①小剂量雌激素补充疗法：可于月经第 5 天开始给予口服己烯雌酚 1～2 mg，每天 1 次，或口服戊酸雌二醇 1～2 mg，每天 1 次，持续 5～7 天，促进子宫内膜修复。②孕激素疗法：可于月经周期第 20～22 天开始口服甲羟孕酮，每次 4 mg，每天 2 次，共 5 天；或肌内注射黄体酮注射液，每天 20 mg，共 5 天，促使子宫内膜规则脱落。

七、经验与体会

(一)无排卵性功血的治疗体会

无排卵功血的群体以青春期、围绝经期为多。青春期的 H-P-O 轴功能发育尚不完善，围绝经期的卵巢功能逐渐衰竭，尽管二者均为无排卵，但二者卵巢功能的结局不同，因此治疗法则也不尽相同。

(1)对于青春期无排卵功血的总体治疗为对症止血以及调整 H-P-O 轴功能为主，以恢复月经周期为治愈标志，中医治疗原则补肾是贯穿始终的治疗大法。

关于青春期功血的调周问题，目前有两种治疗认识：一是控制异常出血后，当积极调周，并且以建立排卵功能为治愈标准；二是认为治疗仅达到对症止血或建立月经周期，不强调有排卵，让患者生殖轴随着青春发育的进一步成熟，自行建立有排卵月经周期。第一种观点的目的是彻底治愈，防止复发，并为今后育龄期的生殖功能正常打下基础。第二种观点的目的是顺其自然，让有限的卵泡在育龄期生殖需要时排放，以免卵泡耗竭。卵巢的生殖功能持续时间有一定年限，青春期非生殖最佳年龄，从保全卵巢功能于生殖最佳年龄时处于活跃状态着想，让机体在自然状态下，而不是药物状态下恢复正常排卵功能有一定科学意义，相当于在最佳生育年龄前不动用储备始基卵，让卵巢处于半苏醒状态，但需要长期观察，如接近 18 周岁仍然为无排卵周期，则应积极唤醒卵巢功能。

卵巢功能与中医先天禀赋相关，先天肾气充足，则卵巢功能持续时间较长，排卵的年限相应也较长久，故多为自身便能先建立正常月经有排卵周期，反之，机体如在自身建立正常排卵周期时有障碍，属于先天禀赋不足，卵巢自排卵功能的年限相对较短，治疗时当根据患者的需要制订卵巢功能状态调节的长远计划。对于 18 岁以下，尤其是 11～13 岁月经刚初潮少女，在必要时可只调节为有正常周期月经，即让卵巢处于半休眠状态，而不强求一定恢复为有排卵月经。因此，对于青春期功血的治疗，需根据患者的禀赋情况进行判定，对于采取第二种治疗方法者，有必要进行临床远期随访。

(2)围绝经期无排卵功血的治疗主要为对症止血，控制围绝经期伴随症状，帮助其平稳过渡至绝经期，无须维持正常月经周期，中医方面健脾益气养血是主要的治疗方法。

(二)功能失调性子宫出血出血期的治疗应当顺势治疗

无论是排卵性功血还是无排卵性功血，对于出血期的治疗，应根据具体情况，止血治疗有 3 种方式：一是直接减少血量或止血；二是出血量先多，然后减少停止；三是逐渐延长不出血时间至正常周期，当视患者的具体情况而定。我们称之为顺势治疗。

1.顺应月经周期

对于功血出血期的治疗，首先应准确判断当以止塞为主或当以通下为主，对于病程短者，在接近既往正常月经周期时，当顺势以通下为主，目的是尽量不扰乱自身生殖轴内分泌功能，为日后调周打下基础，其余时间的出血则以塞流为主；对于病程长，反复阴道不规则流血者，注意寻找是否有每月一次出血明显增多的周期性变化，如有此变化，则尝试以出血量多时为月经周期，或通下或顺其自然，3～5天后则以止塞为主治疗。顺应月经周期治疗，是止血与调周的有序治疗。

2.顺应胞宫生理藏泻

胞宫生理是亦藏亦泻，藏泻有时。其泻表现为行经、分娩，其藏表现为蓄经，育胎。功血患者的胞宫功能则处于藏泻失调，在治疗中当分辨胞宫处于或藏或泻，或正由泻向藏的功能转化，或正由藏向泻的功能转化。顺应胞宫的生理功能，即在胞宫当藏时运用补法，以固冲任；在胞宫当泻时运用泻法，以去瘀滞；在胞宫功能处于转化时，则注意补泻药物的配伍比例，当胞宫生理功能出现藏泻有度，则为痊愈。B超检查结果，可帮助医者正确判定无排卵功血患者出血期间胞宫所处的生理功能状态，合理使用止血方法，以获得较好的治疗效果。胞宫的生理功能当藏时，冲任气血处于相对不足状态，子宫内膜多呈线型、薄或不能测定出厚度，一般当功血患者子宫内膜厚度为0.2～0.5 cm(双层)，可以补法为主治疗；胞宫的生理功能当泻时，冲任气血处于相对壅滞状态，子宫内膜较厚，一般当功血患者子宫内膜双层厚度达0.6～1.3 cm时，可以泻法为主治疗。单纯塞流或塞流、澄源、复旧三法同用多适合于内膜较薄者。有时对崩漏的治疗首先以单纯止血塞流，如为暴流如注，当塞流止血顾本；有时又当分出血的久暂、出血势头的急缓和量的多少、全身兼证舌脉等，塞流、澄源同用，如出血时间较长，出血势缓，色黯有块，当以先化瘀止血为主，可配合B超检查以了解内膜厚度，内膜较厚者，即使无血块及全身瘀滞症状，仍属胞宫冲任气血瘀滞，可以化瘀行气之法助内膜剥脱止血；内膜较薄者，可补肾健脾助内膜增生修复以止血。在据胞宫藏泻功能状态进行治疗的同时，仍当辨证加减用药。

八、预后与转归

青春期以无排卵性功血多见，患者多数随年龄增长，性腺轴功能将会逐渐发育成熟，其间经过适当的治疗，最终可建立正常排卵的月经周期，少数患者病程长，药物治疗反应差则难以治愈，或易由某些诱因而复发。

育龄期无排卵性功血患者主要为对症止血、恢复或建立正常排卵周期，有生育要求者，必要时促排卵治疗，一般多能见效；严重的无排卵性功血，应注意饮食和激素的使用。过多食用饱和脂肪酸食物会刺激雌激素的过度分泌，同时晚婚、晚育、无正常婚育、哺乳期短、环境污染等多种因素，都往往使女性长期受到雌激素的影响。子宫内膜受到长期的雌激素刺激，有可能导致子宫内膜增生和子宫内膜癌的发病增多或年龄提前。育龄期有排卵性功血多表现为经期延长或经间期出血，排除身体器质性病变后，多有自愈趋势，预后较好。

围绝经期功血病程相对较短，以止血及对症治疗，促进顺利绝经为主，疗效一般尚可，但该时期也是恶性病变的高发阶段，应加强监测，否则预后一般。

第三章 女性生殖系统肿瘤

第一节 子宫肌瘤

一、概述

子宫肌瘤是女性生殖系统最常见的良性肿瘤，多见于30～50岁的妇女。由于很多患者无症状，或肌瘤较小不易发现，因此，临床报告肌瘤的发生率仅为4%～11%，低于实际发生率。子宫肌瘤确切的发病因素尚不清楚，一般认为主要与女性激素刺激有关。近年来研究还发现，子宫肌瘤的发生与孕激素、生长激素也有一定关系。

二、分类

按肌瘤生长的部位可分为子宫体肌瘤和子宫颈肌瘤，前者占92%，后者仅占8%。子宫体肌瘤可向不同的方向生长，根据其发展过程中与子宫肌壁的关系分为以下3类(图3-1)。

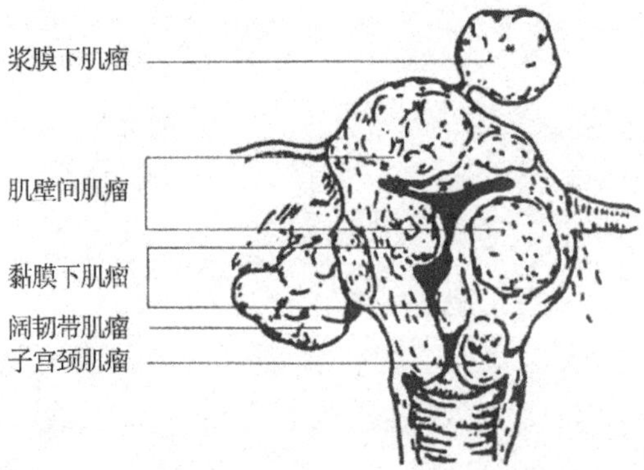

图3-1　各型子宫肌瘤示意图

(一)肌壁间子宫肌瘤

其最常见,占 60%～70%。肌瘤位于子宫肌壁内,周围均为肌层包围。

(二)浆膜下子宫肌瘤

这类肌瘤占 20%。肌瘤向子宫体表面生长、突起,上面覆盖子宫浆膜层。若肌瘤继续向浆膜面生长,仅有一蒂与子宫肌壁相连,称带蒂的浆膜下肌瘤。宫体肌瘤向宫旁生长突入阔韧带前后叶之间,称为阔韧带肌瘤。

(三)黏膜下肌瘤

临床较少见,约占 10%。肌瘤向宫腔方向生长,突出于子宫腔,表面覆盖子宫黏膜,称为黏膜下肌瘤。黏膜下肌瘤易形成蒂,子宫收缩使肌瘤经宫颈逐渐排入阴道。子宫肌瘤大多数为多个,称为多发性子宫肌瘤。也可为单个肌瘤生长。

三、病理

(一)巨检

典型的肌瘤为实质性的球形结节,表面光滑,与周围肌组织有明显界限。肌瘤虽无包膜,但由于其周围的子宫肌层受压形成假包膜。切开假包膜后肌瘤突出于切面。肌瘤剖面呈灰白色漩涡状或编织状。纤维组织成分多者肌瘤质硬,肌细胞多者肌瘤偏软。

(二)镜检

肌瘤由平滑肌与纤维组织交叉排列组成,呈漩涡状。细胞呈梭形,大小均匀,核染色较深。

四、继发变性

肌瘤失去原有典型结构和外观时,称为继发变性,可分为良性和恶性两类。

(一)良性变性

1.玻璃样变

最多见,肌瘤部分组织水肿变软,剖面漩涡结构消失,代之以均匀的透明样物质,色苍白。镜下见病变区肌细胞消失,呈均匀粉红色无结构状,与周围无变性区边界明显。

2.囊性变

常继发于玻璃样变,组织液化,形成多个囊腔,也可融合成一个大囊腔。囊内含清澈无色液体,并可自然凝固成胶冻状。囊壁由透明变性的肌瘤组织构成。

3.红色变性

多发于妊娠期或产褥期，其发生原因尚不清。肌瘤体积迅速增大，发生血管破裂。血红蛋白渗入瘤组织，故剖面呈暗红色，如同半熟烤牛肉，有腥臭味，完全失去原漩涡状结构。

其他良性变性还有脂肪变性、钙化等。

(二)恶性变

恶性变即为肉瘤变，占子宫肌瘤的0.4%～0.8%。恶变后肌瘤组织脆而软，与周围界限不清，切面漩涡状结构消失，呈灰黄色，似生鱼肉，多见于年龄较大、生长较快与较大的肌瘤。对子宫迅速增大或伴不规则阴道流血者，考虑有恶变可能。

五、临床表现

(一)症状

肌瘤的典型症状为月经过多和继发贫血，但多数患者无症状，仅于盆腔检查时发现。症状与肌瘤的生长部位、生长速度及有无变性有关。

1.阴道流血

阴道流血为肌瘤患者的主要症状。浆膜下肌瘤常无出血，黏膜下肌瘤及肌壁间肌瘤表现为月经量过多，经期延长。黏膜下肌瘤若伴有坏死、溃疡，则表现为不规则阴道流血。

2.腹部包块

偶然情况下扪及包块。包块常位于下腹正中，质地硬，形态可不规则。

3.白带增多

肌瘤使子宫腔面积增大，内膜腺体分泌旺盛，故白带增多。黏膜下肌瘤表面感染、坏死，可产生大量脓血性排液。

4.腹痛、腰酸

一般情况下不引起疼痛，较大肌瘤引起盆腔瘀血，出现下腹部坠胀及腰骶部酸痛，经期由于盆腔充血，症状更加明显。浆膜下肌瘤发生蒂扭转时，可出现急性腹痛。肌瘤红色变性时可出现剧烈疼痛，伴恶心、呕吐、发热、白细胞计数升高。

5.压迫症状

压迫膀胱可发生尿频、尿急，压迫尿道可发生排尿困难或尿潴留，压迫直肠可发生便秘等。

6.不孕

不孕占25%～40%，肌瘤改变宫腔形态，妨碍孕卵着床。

7.全身症状

出血多者有头晕、全身乏力、心悸、面色苍白等继发性贫血表现。

(二)体征

1.腹部检查

较大的肌瘤可升至腹腔，腹部检查可扪及肿物，一般居下腹部正中，质硬，表面不规则，与周围组织界限清。

2.盆腔检查

由于肌瘤生长的部位不同，检查结果各异。

(1)浆膜下肌瘤：肌瘤不规则增大，表面呈结节状。带蒂肌瘤有细蒂与子宫体相连，可活动；阔韧带肌瘤位于子宫一侧，与子宫分不开，常把子宫推向对侧。

(2)肌壁间肌瘤：子宫呈均匀性增大，肌瘤较大时，可在子宫表面摸到突起结节或球形肿块，质硬。

(3)黏膜下肌瘤：窥器撑开阴道后，可见带蒂的黏膜下肌瘤脱出于宫颈口外，质实，表面为充血暗红的黏膜包围，可有溃疡及继发感染坏死。宫口较松，手指进宫颈管可触到肿瘤蒂部。如肌瘤尚未脱出宫口外，只能扪及子宫略呈均匀增大，而不能摸到瘤体。

六、诊断及鉴别诊断

根据经量增多及检查时子宫增大，诊断多无困难。对不能确诊者通过探测宫腔、子宫碘油造影、B超检查、宫腔镜及腹腔镜检查等协助诊断。

子宫肌瘤常易与下列疾病相混淆，需加以鉴别。

(一)妊娠子宫

子宫肌瘤透明变性或囊性变时质地较软，可被误认为妊娠子宫，尤其是40～50岁高龄孕妇。如忽视病史询问，亦可能将妊娠子宫误诊为子宫肌瘤。已婚生育期妇女有停经史、早孕反应史，结合尿HCG测定、B超检查一般不难诊断。

(二)卵巢肿瘤

多为囊性或囊实性，位于下腹一侧，可与子宫分开，亦可为双侧，很少有月经改变。而子宫肌瘤质硬、位于下腹正中，随子宫移动，常有月经改变。必要时可用B超、腹腔镜检查明确诊断。

(三)盆腔炎性包块

盆腔炎性包块与子宫紧密粘连，患者常有生殖道感染史。检查时包块固定有压痛，质地较肌瘤软，B超检查有助于诊断。抗感染治疗后症状、体征好转。

此外，子宫肌瘤应与子宫腺肌病、子宫肥大症、子宫畸形、子宫颈癌等疾病相鉴别。

七、子宫肌瘤治疗原则

子宫肌瘤是女性的常见病和多发病。肌瘤的瘤体大小不一，差异甚大，可从最小的镜下肌瘤至超出足月妊娠大小；其症状也是变化多端，又因生育与否，瘤体生长部位不一，故治疗方法也多种，主要分为随访观察、药物治疗和手术治疗。手术治疗包括保守性手术和根治性手术，手术途径和方法需因人而异，个体化处理。

(一)期待观察

期待观察即静观其变，采用定期随诊的方式观察子宫肌瘤的进展。是否能够采取期待治疗，除了根据患者的年龄、肌瘤的大小、数目、生长部位、是否有月经改变和其他合并症等因素外，患者近期是否有生育要求等个人意愿也是重要的决定因素。

以下情况可考虑期待治疗：肌瘤较小(直径＜5 cm)、单发或向浆膜下生长；子宫＜10 周妊娠子宫大小；无月经量过多、淋漓不尽等改变；无尿频、尿急，无长期便秘等压迫症状；无继发贫血等并发症；不是导致不孕或流产的主要原因；B超未提示肌瘤变性；近绝经期妇女。

对于有近期生育要求的妇女，考虑到多种激素类药物都对子宫和卵巢功能的影响，孕前不宜长期使用。而子宫肌瘤剥出等手术会造成子宫肌壁、子宫内膜和血管损伤，术后子宫局部瘢痕形成，若短期内妊娠有子宫破裂风险，因此术后需要避孕 6～12 个月。若能排除由于肌瘤的原因导致不孕或流产者，可以带瘤怀孕至分娩。但需要告知患者孕期可能出现肌瘤迅速生长、红色变性等，并有导致流产、胎儿生长受限可能，如果孕期出现腹痛、阴道流血情况及时就诊。

子宫肌瘤是激素依赖性肿瘤，绝经后随着卵巢功能减退后，肌瘤失去了雌激素的支持，部分瘤体会自然萎缩甚至消失，原先增大的子宫也可能恢复正常大小。因此接近绝经的患者，对于无症状、不影响健康的肌瘤可以暂时观察，无须急于手术治疗。

每 3～6 个月复查一次。随诊内容：了解临床症状变化；妇科检查；必要时辅以B超及其他影像学检测。如果出现月经过多、压迫症状或者肌瘤短期内迅速增大、子宫>10周妊娠大小、肌瘤变性等情况则应及时结束期待治疗,采用手术或其他方法积极治疗。

(二)药物治疗

1.适应证

药物是治疗子宫肌瘤的重要措施,以下情况可考虑药物治疗。

(1)子宫肌瘤小,子宫约2个月妊娠大小,症状轻,近绝经年龄。

(2)肌瘤大而要求保留生育功能,避免子宫过大、过多切口者。

(3)肌瘤致月经过多、贫血等可考虑手术,但患者不愿手术、年龄在45~50岁的妇女。

(4)较大肌瘤准备经阴式或腹腔镜、宫腔镜手术切除者。

(5)手术切除子宫前为纠正贫血、避免术中输血及由此产生的并发症。

(6)肌瘤合并不孕者用药物使肌瘤缩小,创造受孕条件。

(7)有内科合并症且不能进行手术者。

2.禁忌证

(1)肌瘤生长较快,不能排除恶变。

(2)肌瘤发生变性,不能除外恶变。

(3)黏膜下肌瘤症状明显,影响受孕。

(4)浆膜下肌瘤发生扭转时。

(5)肌瘤引起明显的压迫症状,或肌瘤发生盆腔嵌顿无法复位者。

(三)手术治疗

手术仍是子宫肌瘤的主要治疗方法。

(1)经腹子宫切除术:适应于患者无生育要求,子宫≥12周妊娠子宫大小;月经过多伴失血性贫血;肌瘤生长较快;有膀胱或直肠压迫症状;保守治疗失败或肌瘤剜除术后再发,且瘤体大或症状严重者。

(2)经阴道子宫切除术:适合于盆腔无粘连、炎症,附件无肿块者;为腹部不愿留瘢痕或个别腹部肥胖者;子宫和肌瘤体积不超过3个月妊娠大小;有子宫脱垂者也可经阴道切除子宫同时做盆底修补术;无前次盆腔手术史,不需探查或切除附件者;肌瘤伴有糖尿病、高血压、冠心病、肥胖等内科合并症不能耐受开腹手术者。

(3)子宫颈肌瘤剔除术:宫颈阴道部肌瘤若过大可造成手术困难宜尽早行手

术(经阴道);肌瘤较大产生压迫症状,压迫直肠、输尿管或膀胱;肌瘤生长迅速,怀疑恶变者;年轻患者需保留生育功能可行肌瘤切除,否则行子宫全切术。

(4)阔韧带肌瘤剔除术:适合瘤体较大或产生压迫症状者;阔韧带肌瘤与实性卵巢肿瘤鉴别困难者;肌瘤生长迅速,尤其是疑有恶性变者。

(5)黏膜下肌瘤常导致经量过多,经期延长均需手术治疗。根据肌瘤部位或瘤蒂粗细分别采用钳夹法、套圈法、包膜切开法、电切割、扭转摘除法等,也可在宫腔镜下手术,甚至开腹、阴式或腹腔镜下子宫切除术。

(6)腹腔镜下或腹腔镜辅助下子宫肌瘤手术。①肌瘤剔除术:主要适合有症状的肌瘤,单发或多发的浆膜下肌瘤,瘤体最大直径≤10 cm,带蒂肌瘤最为适宜;单发或多发肌壁间肌瘤,瘤体直径最小≥4 cm,最大≤10 cm;多发性肌瘤≤10个;术前已除外肌瘤恶变可能。腹腔镜辅助下肌瘤剔除术可适当放宽手术指征。②腹腔镜下或腹腔镜辅助下子宫切除术:主要适合肌瘤较大,症状明显,药物治疗无效,不需保留生育功能者。但瘤体太大,盆腔重度粘连,生殖道可疑恶性肿瘤及一般的腹腔镜手术禁忌者均不宜进行。

(7)宫腔镜下手术:有症状的黏膜下肌瘤及突向宫腔的肌壁间肌瘤首先考虑行宫腔镜手术。主要适应证为月经过多、异常子宫出血、黏膜下肌瘤或向宫腔突出的肌壁间肌瘤,直径<5 cm。

(8)聚焦超声外科(超声消融)为完全非侵入性热消融术,适应证可适当放宽。上述需要药物治疗和手术治疗的患者均可考虑选择超声消融治疗。禁忌证同药物治疗。

(9)子宫肌瘤的其他微创手术包括微波、冷冻、双极气化刀,均只适合于较小的黏膜下肌瘤;射频治疗也有其独特的适应范围,并非所有肌瘤的治疗均可采用;子宫动脉栓塞也有其适应范围。

总之,各种治疗各有利弊,有其各自的适应证,每种方法也不能完全取代另一种方法,更不能取代传统的手术治疗,应个体化地选用。有关效果、不良反应和并发症尚有待于进一步的观察,不能过早或绝对定论。

(四)妊娠合并子宫肌瘤的治疗原则

1.早孕合并肌瘤

一般对肌瘤不予处理而予以定期观察,否则易致流产。如肌瘤大,估计继续妊娠易出现并发症,孕妇要求人工流产或属计划外妊娠则可终止妊娠。术后短期内选择行子宫肌瘤超声消融术、肌瘤剔除术或人工流产术同时行肌瘤剔除术。

2.中孕合并肌瘤

通常认为无论肌瘤大小、单发或多发，宜首选严密监护下行保守治疗。如肌瘤影响胎儿宫内发育或发生红色变性，经保守治疗无效；或瘤蒂扭转、坏死，瘤体嵌顿，出现压迫症状则行肌瘤剔除术，手术应在怀孕5个月之前进行。

3.孕晚期合并肌瘤

通常无症状者可等足月时行剖宫产术，同时行肌瘤剔除术；有症状者先予保守治疗等到足月后处理。

4.产褥期合并肌瘤

预防产后出血及产褥感染。肌瘤变性者先保守治疗，无效者剖腹探查。未行肌瘤剔除者定期随访。若子宫仍＞10孕周，则于产后6个月行手术治疗。

5.妊娠合并肌瘤的分娩方式

肌瘤小不影响产程进展，又无产科因素存在可经阴道分娩。若出现胎位不正、宫颈肌瘤、肌瘤嵌顿、阻碍胎先露下降、影响宫口开大，孕前有肌瘤剔除史并穿透宫腔者，B超提示胎盘位于肌瘤表面，有多次流产、早产史，珍贵儿则可放宽剖宫产指征。如肌瘤大、多发、变性、胎盘位于肌瘤表面，本人不愿保留子宫，可行剖宫产及子宫切除术。肌瘤剔除术后妊娠的分娩方式，由距妊娠、分娩间隔时间，肌瘤深度、部位、术后恢复综合考虑。临床多数选择剖宫产，也可先行试产，有子宫先兆破裂可行剖宫产。

6.剖宫产术中对肌瘤的处理原则

剖宫产同时行肌瘤剔除术适合有充足血源，术中技术娴熟，能处理髂内动脉或子宫动脉结扎术或子宫切除术，术前应B超了解肌瘤与胎盘位置以决定切口位置及手术方式。术中一般先做剖宫产，除黏膜下肌瘤外，先缝合剖宫产切口，然后再行肌瘤剔除术。肌瘤剔除前先在瘤体周围或基底部注射缩宫素。

(五)子宫肌瘤与不孕的治疗原则

(1)年龄＜30岁，不孕年限＜2年，浆膜下或肌壁间肌瘤向浆膜突出，不影响宫腔形态，无月经改变，无痛经，生长缓慢者，输卵管至少一侧通畅，卵巢储备功能良好，可随访6～12个月。期间监测排卵，指导性生活，对排卵障碍者可用促排卵药物助孕。

(2)年轻、不孕年限＜2年，尚不急于妊娠，卵巢储备功能良好，但有月经多、痛经，子宫如孕10～12周大小等可先考虑：①药物治疗，使肌瘤缩小改善症状；②超声消融，肌瘤坏死、体积缩小、改善症状、改善子宫受孕条件，术后避孕3个月后考虑妊娠；③肌瘤剔除术，术后建议避孕1年；黏膜下肌瘤宫腔无损者避孕 4 个月后考虑妊娠。妊娠后加强管理，警惕孕中、晚期子宫破裂，放宽剖宫产指征。

（六）子宫肌瘤不孕者的辅助生育技术

辅助生育技术（assisted reproductive technology，ART）一般可采用 IVF-ET，用于肌瘤小、宫腔未变形者。国内外均有不少报道：浆膜下肌瘤对体外受精无不良影响已得到共识。精子卵浆内注射对浆膜下肌瘤者胚胎种植率和临床妊娠率无危害作用。有关行辅助生育技术前子宫肌瘤不孕者是否先做肌瘤剔除术，尚无统一意见；辅助生育技术前超声消融子宫肌瘤改善子宫受孕条件，也在探索研究中。有学者认为手术后可增加妊娠机会；也有认为增加胚胎移植数，可有较满意的效果。我国应结合国情慎重对待。

（七）子宫肌瘤急腹症治疗原则

红色变性以保守治疗为主。若症状加重，有指征剖腹探查时则可做肌瘤剔除术或子宫切除术。肌瘤扭转应立即手术；肌瘤感染化脓宜积极控制感染和手术治疗；肌瘤压迫需手术解除；恶变者尤其是年龄较大的绝经后妇女，不规则阴道流血宜手术切除；卒中性子宫肌瘤较为罕见，宜手术切除。

（八）子宫肌瘤的激素替代治疗原则

有关绝经妇女子宫肌瘤的激素替代治疗（hormone replacement treatment，HRT），多数主张有绝经期症状者可用激素治疗，治疗期间定期 B 超复查子宫肌瘤大小、内膜是否变化，注意异常阴道流血，使用时注意药物及剂量，孕激素用量不宜过大。雌激素孕激素个体化，采用小剂量治疗，当发现肌瘤增大、异常出血可停用。口服比经皮用药对肌瘤的生长刺激作用弱。绝经期子宫肌瘤者使用激素治疗不是绝对禁忌证，而是属慎用范围，强调知情同意和定期检查、随访的重要性。

（九）子宫肌瘤者的计划生育问题

根据世界卫生组织（WHO）生殖健康与研究部编写的《避孕方法选用医学标准》中，肌瘤患者宫腔无变形者，复方口服避孕药、复方避孕针、单纯孕激素避孕药、皮下埋植等均可使用，Cu-IUD、曼月乐不能使用，屏障避孕法不宜使用。

（十）弥漫性子宫平滑肌瘤病

弥漫性子宫平滑肌瘤病是良性病理组织学结构，但有恶性肿瘤生物学行为，原则上以子宫切除为宜。因肿瘤弥漫生长，几乎累及子宫肌层全层，也可波及浆膜及内膜，若手术保守治疗易致出血，损伤大，术后粘连、复发，若再次妊娠易发生子宫破裂等。个别年轻、未孕育欲保留子宫及生育功能者宜严密观察，知情同意，告之各种可能情况，此类保守治疗者常分别选用药物 GnRH-a、米非司酮、宫腔镜、栓塞等单一或联合治疗。

子宫肌瘤诊治流程见图 3-2。

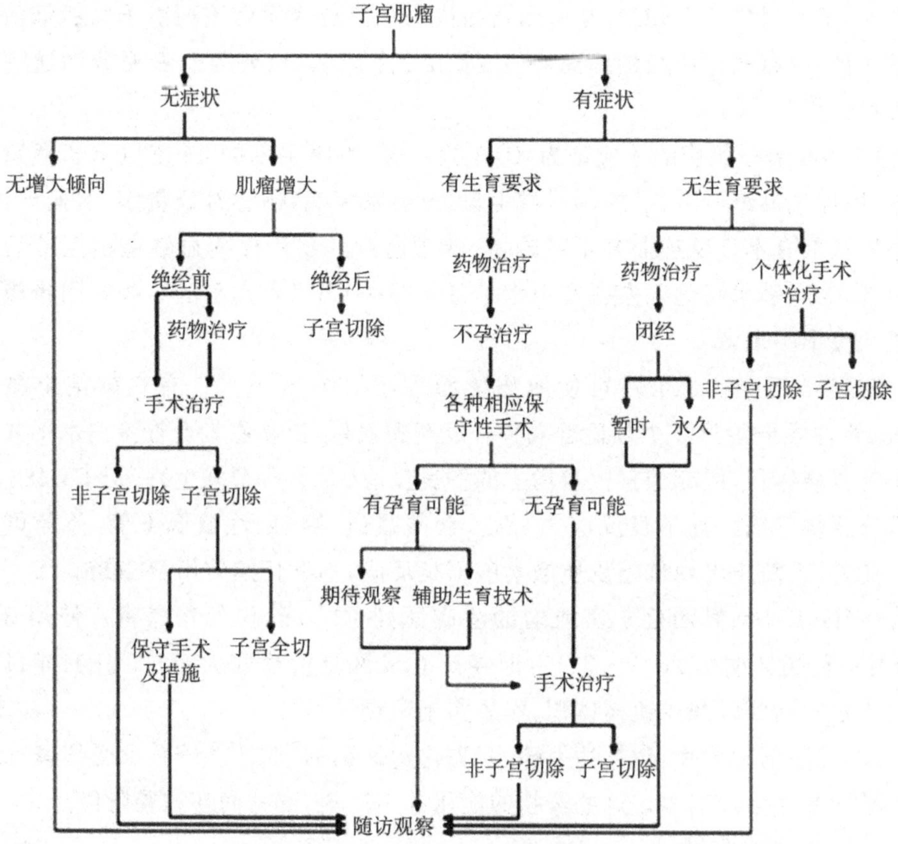

图 3-2 子宫肌瘤诊治流程

本流程图根据治疗原则而订，供各级医师临床应用参考，具体处理强调个体化

八、保留子宫的治疗方案

(一)期待疗法

对于子宫肌瘤小，没有症状者，可以定期随访，若肌瘤明显增大或出现症状时可考虑进一步治疗。绝经后肌瘤多可萎缩甚至消失。如患者年轻未生育，应建议其尽早计划并完成生育。

(二)保守治疗

保守治疗指保留患者生殖功能的治疗方法。

1.药物治疗

子宫肌瘤的药物治疗多为用药期间效果明确,但停药后又症状反复,且不同药物有各自不良反应,故非长期治疗方案选择,应严格掌握其各自适应证。

(1)米非司酮(RU486):在中国药品说明书上现今没有该药对子宫肌瘤治疗的适应证,故有医疗纠纷的隐患,在临床治疗上应慎重,要与患者充分沟通理解后方可使用。

RU486治疗肌瘤的适应证为:①症状明显,不愿手术的45岁以上子宫肌瘤患者,以促进其绝经进程,抑制肌瘤生长,改善临床症状;②月经量多、贫血严重、因服用铁剂有不良反应而又不愿输血,希望通过药物治疗使血红蛋白正常后再手术者;③有手术高危因素或有手术禁忌证者;④因患者本身的某些原因希望暂时或坚决不手术者。

RU486用药后3个月可使肌瘤体积缩小30%～50%。有文献结果显示10 mg米非司酮治疗3个月显著减少月经期失血量,提高患者血红蛋白水平并减少子宫肌瘤体积,但有子宫内膜增生的不良反应(无不典型增生)。但RU486停药后有反跳问题。其不良反应为恶心、食欲减退、潮热、性欲低下等,停药可逆转。此外,为防止出现抗糖皮质激素的不良反应,不宜长期使用RU486。

(2)GnRH-a:其治疗子宫肌瘤的适应证同RU486,但价格昂贵。使用3～6个月可使瘤体缩小20%～77%,但停药后又恢复治疗前大小。GnRH-a目前多用于术前治疗以减少肌瘤体积,然后实施微创手术。

(3)其他药物治疗:包括达那唑、芳香化酶抑制剂、选择性雌激素受体修饰剂及孕激素受体修饰剂等。这些药物的应用并不广泛,部分尚在试验阶段。

2.子宫肌瘤剔除术

对于要求保留生育功能的年轻子宫肌瘤患者,除外恶性可能以后,子宫肌瘤剔除术是目前最佳的治疗方法。当患者出现以下情况,应考虑手术:①出现明显的症状,如月经过多伴贫血、肌瘤压迫引起的疼痛或尿潴留等;②肌瘤子宫超过妊娠3个月大小;③肌瘤生长迅速,有恶性变可能;④黏膜下肌瘤,特别是已脱出于宫颈口者;⑤肌瘤并发症,如蒂扭转、感染;⑥年轻不孕的肌瘤患者;⑦诊断未明,与卵巢肿瘤不能鉴别者;⑧宫颈肌瘤。子宫肌瘤剔除术又分为开腹、腹腔镜、阴式及宫腔镜等不同途径,其中后3种属微创手术方式,但各种手术自有其适应证。

(1)开腹子宫肌瘤剔除术(transabdominal myomectomy,TAM):适应证最为广泛,适于所有年轻希望生育、具有手术指征的肌瘤患者,它不受肌瘤位置、大小和数目的限制,因此,困难的、难以通过微创路径完成的子宫肌瘤剔除手术均为开腹子宫肌瘤剔除术的指征。对于以下的几种情况一般即是直接行开腹子宫肌瘤剔除术的适应证:①特殊部位肌瘤(如接近黏膜的肌瘤);②多发肌瘤(≥5个),子宫体积>孕12周;③既往采用各种途径剔除术后复发的肌瘤;④合并子宫内膜异位症等疑盆腔重症粘连者。

(2)腹腔镜子宫肌瘤剔除术(laparoscopic myomectomy,LM):与TAM比较具有住院时间短、术后发热率低及血红蛋白下降少的优点。随着腹腔镜手术器械的不断改进、缝合技术的提高,LM正逐步成为部分TAM的替代手术方法。腹腔镜肌瘤剔除术的具体适应证仍未取得统一意见,一般来讲,LM适用于:①浆膜下或阔韧带子宫肌瘤;②≤3个中等大小(≤6 cm)的肌壁间子宫肌瘤;③直径7~10 cm的单发肌壁间子宫肌瘤。

手术医师可根据自己的腹腔镜手术技巧适当放宽手术指征。而直径>10 cm的肌壁间肌瘤,数量多于4个或靠近黏膜下的肌瘤及宫颈肌瘤,属于腹腔镜手术的相对禁忌证。因为当肌瘤过大或过多时,腹腔镜手术可能出现以下问题:①手术时间延长、失血量增加,手术并发症增加;②需要转为开腹手术的风险增加;③肌瘤残留导致二次手术概率增加;④缝合欠佳导致子宫肌层愈合不佳,增加孕期子宫破裂风险。

(3)经阴道子宫肌瘤剔除术(transvaginal myomectomy,TVM):治疗子宫肌瘤也具有其明显的优势。①腹部无瘢痕、腹腔干扰小、术后疼痛轻、恢复快;②无设备要求、医疗费用低;③可以通过触摸减少术中小肌瘤的遗漏;④直视下缝合关闭瘤腔更彻底。

目前较为接受的TVM的适应证为:①不超过2个(最好单发)直径<7 cm的前后壁近子宫下段的肌瘤;②浆膜下肌瘤;③宫颈肌瘤;④同时要求阴道较宽松,无盆腔粘连、子宫活动度好。

阴式手术也存在一些缺点,如操作空间有限、难以同时处理附件等。因此术前需要评估子宫的大小、活动度、阴道的弹性和容量及有无附件病变。阴式手术尤其适于伴有子宫脱垂、阴道壁膨出的患者。但盆腔炎症、子宫内膜异位症、怀疑或肯定子宫恶性肿瘤、盆腔手术史、附件病变者和子宫阔韧带肌瘤不适合行TVM。

(4)宫腔镜子宫肌瘤剔除术:已成为治疗黏膜下肌瘤的首选治疗方法。目前较为接受的宫腔镜治疗肌瘤的适应证为子宫≤6周妊娠大小、肌瘤直径≤3 cm且主要突向宫腔内。宫腔镜手术的决定因素在于肌瘤位于肌层内的深度。

Wamsteker(1993年)根据子宫肌瘤与子宫肌壁的关系将黏膜下肌瘤分为3型。①0型:完全突向宫腔的带蒂黏膜下肌瘤;②Ⅰ型:侵入子宫肌层<50%,无蒂的黏膜下肌瘤;③Ⅱ型:侵入子宫肌层>50%,无蒂的黏膜下肌瘤。

符合适应证的0型肌瘤几乎都可以通过一次手术切除干净,对于>3 cm、Ⅰ/Ⅱ型黏膜下肌瘤,宫腔镜手术一次性切除有一定困难,若无法一次性切除,则需多次手术治疗。为防止子宫穿孔,通常需在腹腔镜监护下进行。也有学者认为可使用术中超声监测替代腹腔镜,术中超声实时监测可提供关于宫腔镜、肌瘤及子宫壁关系的准确信息,有利于控制切割的深度,避免子宫穿孔。

3.子宫动脉栓塞术

子宫动脉栓塞术(uterine artery embolization,UAE)是近年发展的一种子宫肌瘤的微创治疗方法。至20世纪90年代初,子宫动脉栓塞术治疗子宫肌瘤患者已逾万例,栓塞剂一般选择永久性栓塞剂乙烯醇(polyvinyl alcohol,PVA)颗粒,少数加用钢圈或吸收性明胶海绵。UAE治疗原理为肌瘤结节对子宫动脉栓塞后导致的急性缺血非常敏感,发生坏死、瘤体缩小甚至消失。同时子宫完整性因侧支循环建立而不受影响。UAE的适应证:症状性子宫肌瘤不需要保留生育功能,但希望避免手术或手术风险大。禁忌证包括严重的造影剂过敏、肾功能不全及凝血功能异常。UAE对于腺肌病或合并腺肌病者效果较差,MRI等影像学检查可帮助鉴别诊断子宫肌瘤与子宫腺肌病。此外,由于UAE无法取得病理诊断,需警惕延误恶性病变的治疗,治疗前需仔细鉴别诊断。

4.高强度聚焦超声消融术

高强度聚焦超声(high intensity focused ultrasound,HIFU)是当前唯一一种真正意义上的无创治疗方法,应用超声引导技术或磁共振成像引导技术,实现人体深部病灶的精确显示和定位,以及治疗全程中的监控。

(1)目前学者比较认同的HIFU治疗子宫肌瘤适应证:①已完成生育;②不愿手术并希望保留子宫的肌壁间肌瘤患者,瘤体<10 cm。

(2)禁忌证:①有恶性肿瘤家族史;②短期内子宫肌瘤生长迅速者;③肌瘤直径>10 cm且有压迫感或子宫>孕20周;④阴道出血严重;⑤超声聚焦预定的靶区与皮肤距离<1 cm者;⑥腹部有纵行瘢痕,且瘢痕明显阻挡超声通过的患者。

(3)相对禁忌证:①体积较大的后壁肌瘤,易引起皮肤及盆腔深部周围器官的损伤;②黏膜下肌瘤或浆膜下带蒂肌瘤。

值得注意的是同样没有病理诊断的 HIFU 治疗可能会延误恶变的子宫平滑肌肉瘤治疗,所以治疗前也需要行相关检查除外恶性肿瘤。

九、不保留子宫的治疗方案

对于无生育要求、有手术指征的患者,均可以考虑行子宫切除术。手术范围有全子宫切除术、次全子宫切除术(又称阴道上子宫切除)以及筋膜内子宫切除术。如无特殊原因,仍建议行全子宫切除术。

(一)全子宫切除术

全子宫切除术有经腹、经阴道及经腹腔镜 3 种途径。目前仍以经腹手术为主,腹腔镜及阴式手术比例逐渐增高。经腹途径的优点是暴露清楚、操作简单,多发、巨大肌瘤及腹腔内有粘连仍可进行。

1.经阴道全子宫切除术

如肌瘤和子宫较小、盆腔无粘连、阴道壁松弛者,术者技术熟练时可行阴式全子宫切除术。优点是对腹腔脏器干扰少,术后恢复快,肠粘连、梗阻并发症少,无腹部伤口,尤其适于伴有子宫脱垂、阴道壁膨出的患者。由于阴式手术操作空间有限,难以同时切除附件,术前应除外附件病变可能。

2.腹腔镜下全子宫切除术

腹腔镜下全子宫切除术是以侵入性更小的方式获得腹腔和盆腔更好的暴露。除了有很小的腹部切口外,具备了阴式手术其他优点,还解决了阴式术野暴露有限的问题。因此腹腔镜下全子宫切除术可以用于:①明确诊断及盆腹腔情况,帮助选择最佳的手术方式及范围;②分离粘连;③必要时可以同时切除附件。

(二)次全子宫切除术

次全子宫切除术即为保留宫颈仅切除子宫体的手术方式,其手术简单,危险性小。根据 Co-chrane 数据库的总结,次全子宫切除术与全子宫切除术在术后性功能、排尿及肠道功能方面并无差别。但次全子宫切除术的缺点是宫颈残端仍有发生癌瘤机会,发生后处理较为困难。同时宫颈残端因血运和淋巴回流受阻,易使慢性炎症加重。由于上述的这些原因,目前次全子宫切除术被认为是最后的选择,仅对那些担心有出血或解剖异常者,必须要限制手术范围的患者保留使用。

(三)筋膜内子宫切除术

筋膜内子宫切除术(classic intrafascial semm hysterectomy,CISH)是由德

国的 Semm 医师于 1991 年提出并应用于临床的一种术式。该术式于子宫峡部以下在筋膜内进行操作，切除部分宫颈组织包括宫颈移行带和宫颈管内膜。因此可以减少术后宫颈残端病变的可能。此外，由于在筋膜内操作，减少了损伤输尿管、膀胱和肠道的机会。因此，CISH 也是治疗子宫肌瘤时可供选择的一种合理的术式。

对于子宫切除术中是否同时预防性切除卵巢尚存争议，目前在我国一般来讲，40 岁以下妇女无卵巢病变时，尽量保留；45～50 岁未绝经妇女可建议切除一侧或双侧卵巢；绝经后妇女及有卵巢癌、乳腺癌家族史的患者建议同时切除双侧卵巢，但卵巢去留最终应尊重患者的要求。据统计，近年来因良性疾病切除子宫的同时切除双侧附件的比例在升高，但越来越多的证据表明手术绝经从远期看对心血管、骨质代谢、性心理、认知及精神健康等方面均有负面影响。国外有研究表明，对于无卵巢癌高危因素的女性，将卵巢保留至 65 岁对其远期生存率有益。此外，无论何种方式切除子宫，术前应检查宫颈，除外宫颈病变，尤其宫颈癌的可能。

第二节　子宫内膜癌

子宫内膜癌是女性生殖道常见的妇科恶性肿瘤之一，由于发病在宫体部，也称子宫体癌。其发病率仅次于子宫颈癌，占女性生殖道恶性肿瘤的 20%～30%。占女性全身恶性肿瘤的 7%，死亡率为 1.6/10 万。在我国子宫内膜癌也呈现上升状态。值得注意的是在卫健委公布的，2008 年中国卫生统计提要中，对 2004—2005 年中国恶性肿瘤死亡抽样回顾调查显示，位于前 10 位恶性肿瘤死亡率中，子宫恶性肿瘤死亡率为 4.32/10 万，已超过子宫颈癌位居女性恶性肿瘤死亡率的第 7 位，子宫颈癌为 2.84/10 万，位于第 9 位。

子宫内膜癌好发年龄 50～60 岁，平均 60 岁左右，较子宫颈癌晚，多见于围绝经期或绝经后老年妇女，60%以上发生在绝经后妇女，约 30%发生在绝经前。子宫内膜癌的年龄分布：绝经后 50～59 岁妇女最多；60%绝经后，30%绝经前；高发年龄 58 岁，中间年龄 61 岁；40 岁以下患者仅占 2%～5%；25 岁以下患者极少。近年来，有年轻化趋势，在发达国家，40 岁以下患者由 2/10 万增长为

40/10 万～50/10 万。

一、发病机制

发病机制尚不完全明了，一般认为与雌激素有关，主要是由于体内高雌激素状态长期刺激子宫内膜，可引起子宫内膜癌的发生。高雌激素状态有来自内源性和来自外源性两种。内源性雌激素引起的子宫内膜癌患者表现：多有闭经、多囊卵巢及不排卵，不孕、少孕和晚绝经，常合并肥胖、高血压、糖尿病。外源性雌激素引起的子宫内膜癌患者有雌激素替代史及与乳癌患者服用他莫昔芬史有关。均为子宫内膜腺癌一般分期较早、肿瘤分化好，预后较好。

Armitage(2003)等对子宫内膜癌发病机制的研究表明，无孕激素拮抗的高雌激素长期作用，可增加患子宫内膜癌的风险。发现应用外源性雌激素者将增加 4～8 倍患内膜癌的危险，若超过 7 年，则危险性增加14 倍。激素替代所致的内膜癌预后较好，这些患者分期早、侵肌浅、分化好，常合并内膜增生，5 年生存率为 94%。

子宫内膜癌发生的相关因素如下。

(一)未孕、未产、不孕与子宫内膜癌的关系

与未能被孕激素拮抗的雌激素长期刺激有关。受孕少、未产妇比＞5 个孩子的妇女患子宫内膜癌高 3 倍；年轻子宫内膜癌患者中 66.45%为未产妇；子宫内膜癌发病时间多在末次妊娠后 5～43 年(平均 23 年)，提示与原发或继发不孕有关；不孕、无排卵及更年期排卵紊乱者，子宫内膜癌发病率明显高于有正常排卵性月经者。

(二)肥胖

子宫内膜癌肥胖者居多，将近 20%患者超过标准体重 10%；超标准 10%～20%者的宫体癌发病率较体重正常者高 3 倍，而超出标准体重 22.7%则子宫内膜癌高发 9 倍。肥胖与雌激素代谢有关：雌激素蓄积在多量脂肪内，排泄较慢。绝经后妇女雌激素主要来源为肾上腺分泌的雄烯二酮，在脂肪中可芳香化转换为雌酮，体内雌酮增加可导致子宫内膜癌的发生。脂肪越多转化能力越强，血浆中雌酮越高。

(三)糖尿病

临床发现 10%子宫内膜癌患者合并糖尿病；糖尿病患者子宫内膜癌发病率较无糖尿病者高 2～3 倍。

(四)高血压

50%以上子宫内膜癌患者合并高血压;高血压妇女的子宫内膜癌发病率较正常者高1.7倍。

(五)遗传因素

20%有家族史。近亲家族史三代内患者中,子宫颈癌占15.6%,子宫内膜癌30%。母亲为子宫内膜癌者占10.7%,故认为子宫内膜癌和遗传因素有关。家族遗传性肿瘤,即遗传性非息肉病性结直肠癌,也称 LynchⅡ综合征,与子宫内膜癌的关系密切,受到重视。

(六)癌基因与抑癌基因

分子生物学研究显示癌基因与抑癌基因等与子宫内膜癌的发生、发展、转移有关,其中抑癌基因主要有 *PTEN* 和 *P*53。*PTEN* 是一种具有激素调节作用的肿瘤抑制蛋白,在子宫内膜样腺癌中,雌激素受体(ER)及孕激素受体(PR)多为阳性,30%~50%的病例出现 *PTEN* 基因的突变,极少病例出现 *P*53 突变。而在子宫浆液性腺癌中 *ER* 、*PR* 多为阴性,*P*53 呈强阳性表达。

二、子宫内膜癌的分型

子宫内膜癌分为雌激素依赖型(Ⅰ型)或相关型,和雌激素非依赖型(Ⅱ型)或非相关型,这两类子宫内膜癌的发病及作用机制尚不甚明确,其生物学行为及预后不同。Bokhman 于1983年首次提出将子宫内膜癌分为两型。他发现近60%~70%的患者与高雌激素状态相关,大多发生于子宫内膜过度增生后,且多为绝经晚(>50岁),肥胖,以及合并高血糖、高脂血症等内分泌代谢疾病,并提出将其称为Ⅰ型子宫内膜癌;对其余30%~40%的患者称其为Ⅱ型子宫内膜癌,多发生于绝经后女性,其发病与高雌激素无关,无内分泌代谢紊乱,病灶多继发于萎缩性子宫内膜之上。其后更多的研究发现两种类型子宫内膜癌的病理表现及临床表现不同,Ⅰ型子宫内膜癌组织类型为子宫内膜腺癌,多为浅肌层浸润,细胞呈高、中分化,很少累及脉管;对孕激素治疗反应好,预后好。Ⅱ型子宫内膜癌,多为深肌层浸润,细胞分化差,对孕激素无反应,预后差。

由于Ⅱ型子宫内膜癌主要是浆液性乳头状腺癌,少部分透明细胞癌,易复发和转移,预后差,近年来越来越多地引起了人们的关注。实际早在1947年 Novak 就报道了具有乳头状结构的子宫内膜癌,但直到1982年才由 Hendrickson 等才将其正式命名为子宫乳头状浆液性腺癌(uterine papillary serous carcinoma,UPSC),并制订了细胞病理学诊断标准。1995年King等报道在73%子宫内膜癌患者中检测到*P*53基因的过度表达,而且*P*53过度表达者的生存率明显低于无*P*53过度表达的患者。Kovalev等也报道UPSC中有78%呈*P*53基因的过度表达,而且其中有53%可检测到*P*53基因的突变,而在高分化子宫内膜腺癌中其表达仅为10%~20%。Sherman等提出子宫内膜癌起源的两种假说。认为在雌激素长期作用下可导致子宫内膜腺癌通过慢性通道发生,而在P53作用下则可能为快速通路,导致UPSC的发生。P53基因被认为与UPSC的发生和发展有很大的关系。

对两种类型子宫内膜癌诊断比较困难,主要依靠组织病理学的诊断。Ambros等在1995年提出内膜上皮内癌(endometrial intraepithelial carcinoma,EIC)的概念,认为EIC多发生在内膜息肉内,特征为子宫表面上皮和/或腺体被相似于浆液性癌的恶性细胞所替代,间质无侵袭。在细胞学和免疫组织化学上与UPSC具有同样的形态学和免疫组织化学特征,表现为细胞分化差和*P*53强阳性,被认为是UPSC的原位癌。这一概念的提出有利于对UPSC进行早期诊断和早期治疗。

三、病理特点

(一)大体表现

可发生在子宫内膜各部位,不同组织类型的癌肉眼无明显区别,侵及肌层时子宫体积增大,浸润肌层癌组织境界清楚,呈坚实灰白色结节状肿块。子宫内膜癌呈两种方式生长。

1.弥散型

肿瘤累及整个宫腔内膜,可呈息肉菜花状,表面有坏死、溃疡,可有肌层浸润,组织呈灰白色、质脆、豆渣样。

2.局限型

肿瘤局限于宫腔某处,多见子宫腔底部或盆底部。累及内膜面不大,组织呈息肉样或表面粗糙呈颗粒状,易肌层浸润。

(二)镜下表现

腺体增生、排列紊乱,腺体侵犯间质,出现腺体共壁。分化好的肿瘤可见腺体结构明显;分化差的肿瘤腺体结构减少,细胞呈巢状、管状或索状排列。腺上皮细胞大小不等,排列紊乱,极性消失,核呈异型性,核大、深染。

(三)病理组织类型

在国际妇科病理协会(ISGP)1987 年提出子宫内膜癌的分类基础上,现采用国际妇产科联盟(FIGO,2009 年)修订的临床病理分期。最常见的是子宫内膜样腺癌,占 80%～90%,其中包括子宫内膜腺癌伴有鳞状上皮分化的亚型:浆液性癌、透明细胞腺癌、黏液性癌、小细胞癌、未分化癌等。其中浆液性腺癌是常见恶性度高的肿瘤。

关于子宫内膜腺癌伴有鳞状上皮分化的亚型,以往作为鳞状上皮化生,并分为腺棘癌和鳞腺癌,认为鳞腺癌较腺棘癌恶性度更高。但研究发现:子宫内膜样癌的预后主要与肿瘤中腺体成分的分化程度有关,而与是否伴有鳞状上皮分化,及鳞状分化的好坏关系不大,因此该区分已没有意义。现已不再分为腺棘癌和鳞腺癌,而将两者均包括在子宫内膜腺癌伴有鳞状上皮分化亚型内。

浆液性乳头状腺癌、透明细胞癌恶性度高,鳞癌、未分化癌罕见,但恶性度高。

四、转移途径

约 75%子宫内膜癌患者为Ⅰ期,余 25%为其他各期。特殊组织类型及低分化癌(G_3)易出现转移,转移途径为直接蔓延,淋巴转移,晚期可有血行转移。

(一)直接蔓延

病灶沿子宫内膜蔓延。

(1)子宫上部及宫底部癌→宫角部→输卵管、卵巢→盆腹腔。

(2)子宫下部癌→子宫颈、阴道→盆腔。

(3)癌侵犯肌层→子宫浆膜层→输卵管、卵巢→盆腹腔。

(二)淋巴转移

淋巴转移是子宫内膜癌的主要转移途径。

(1)子宫内膜癌癌瘤生长部位与转移途径的关系:①子宫底部癌→阔韧带上部→骨盆漏斗韧带→腹主动脉旁淋巴结。②子宫角部或前壁上部癌灶→圆韧带→腹股沟淋巴结。③子宫下段累及子宫颈癌灶→宫旁→闭孔→髂内、外→髂总淋巴结。④子宫后壁癌灶→宫骶韧带→直肠淋巴结。

(2)子宫内膜癌的淋巴结转移不像子宫颈癌那样有一定的规律性,而与腹腔冲洗液癌细胞检查是否阳性,癌灶在宫腔内的位置及病变范围的大小,肌层浸润的深度,是否侵犯子宫颈,附件有无转移,癌细胞组织病理学分级有关。①临床

Ⅰ期、G_1、G_2、侵及肌层<1/2 或 G_3、癌灶仅限于内膜时，盆腹腔淋巴结转移率0～2%。②临床Ⅰ期、G_2、G_3 或 G_1、侵及肌层>1/2 时，盆腔淋巴结转移率20%，腹主动脉旁淋巴结转移率 16%。③临床Ⅰ、Ⅱ期盆腔淋巴结转移率 9%～35%，腹主动脉旁淋巴结 6%～14%。④在盆腔淋巴结中，最易受累为髂外淋巴结有 61%～78%转移，其次为髂内、髂总、闭孔和骶前淋巴结。转移中 37%淋巴结直径<2 mm，需经镜下检查确诊。

(三)卵巢转移

转移到卵巢可能有两种途径：经输卵管直接蔓延到卵巢；经淋巴转移到卵巢实质。前者腹腔细胞学检查 100%阳性，可无淋巴转移。后者腹腔细胞学检查19%阳性，36%淋巴转移。但两者复发率相近，分别为 50%和 52%。

五、临床表现

(1)常与雌激素水平相关疾病伴存无排卵性功血、多囊卵巢综合征、功能性卵巢肿瘤。

(2)易发生在不孕、肥胖、高血压、糖尿病、未婚、不孕、少产、绝经延迟的妇女，这些内膜癌的危险因素称为子宫体癌综合征。

(3)有近亲家族肿瘤史，较子宫颈癌高。

(4)症状与体征：75%均为早期患者，极早期可无症状，病程进展后有以下表现。①阴道流血：为最常见症状。未绝经者经量增多、经期延长，或经间期出血。绝经后者阴道持续性出血或间歇性出血，个别也有闭经后出血。②阴道排液：在阴道流血前有此症状。少数主诉白带增多，晚期合并感染可有脓血性白带伴臭味。③疼痛：因宫腔积液、宫腔积脓可引起下腹痛。腹腔转移时可有腹部胀痛。晚期癌浸润周围组织时可引起相应部位疼痛。④全身症状：腹腔转移时可有腹部包块、腹胀、腹水，晚期可引起贫血、消瘦、恶病质及全身衰竭。⑤子宫增大、变软：早期患者无明显体征；病情进展后触及子宫稍大、稍软；晚期子宫固定，并可在盆腔内触及不规则肿块。

六、诊断及鉴别诊断

(一)诊断

1.病史

高育龄妇女出现不规则阴道出血，尤其绝经后阴道出血，结合上述临床特点，应考虑有患子宫内膜癌的可能。

2.辅助检查

(1)细胞学检查:仅从子宫颈口吸取分泌物涂片细胞学检查阳性率不高,用宫腔吸管或宫腔刷吸取分泌物涂片,可提高阳性率。

(2)诊断性刮宫:是诊断子宫内膜癌最常用的方法,确诊率高。①先用小刮匙环刮颈管。②再用探针探宫腔,然后进宫腔搔刮内膜,操作要小心,以免子宫穿孔。刮出物已足够送病理学检查,即应停止操作。肉眼仔细检查刮出物是否新鲜,如见糟脆组织,应高度可疑癌。③子宫颈管及宫腔刮出物应分别送病理学检查。

(3)影像学检查。①B超检查:超声下子宫内膜增厚,失去线形结构,可见不规则回声增强光团,内膜与肌层边界模糊,伴有出血或溃疡,内部回声不均。彩色多普勒显示内膜血流低阻。通过B超检查,可了解病灶大小、是否侵犯子宫颈,及有无侵肌层,有无合并子宫肌瘤。有助于术前诊断更接近手术病理分期。②CT检查可正确诊断肌层浸润的深度以及腹腔脏器及淋巴结转移。③MRI检查能准确显示病变范围、肌层受侵深度和盆腔淋巴结转移情况。Ⅰ期准确率为88.9%,Ⅱ期为75%,Ⅰ/Ⅱ期为84.6%。④PET:均出现18F-FDG聚集病灶,有利于发现病灶,但对子宫内膜癌术前分期的诊断欠佳。

(4)宫腔镜检查:可在直视下观察病灶大小、生长部位、形态,并取活组织检查。

适应证:有异常出血而诊断性刮宫阴性;了解有无子宫颈管受累;疑为早期子宫内膜癌可在直视下活体组织检查。

在应用宫腔镜对子宫内膜癌进行检查时,是否会因使用膨宫剂时引起内膜癌向腹腔扩散,一直是争论的焦点。不少学者认为不增加子宫内膜癌的转移。Kudela等进行的一项多中心的临床研究。对术前子宫内膜癌两组病例分别进行宫腔镜检查活检与诊断性刮宫操作,于术中观察两组腹腔冲洗液细胞学变化,结果两组术中腹腔冲洗液癌细胞阳性无统计学差异,结论是宫腔镜诊断不增加子宫内膜癌细胞向腹膜腔播散的风险。对术前曾接受宫腔镜检查的子宫内膜癌病例进行随访,认为宫腔镜对子宫内膜癌的预后未产生负面影响。尽管如此,仍应强调宫腔镜适于早期子宫内膜癌的检查,且在使用宫腔镜检查子宫内膜癌时,应注意膨宫压力,最好在10.7 kPa(80 mmHg)以内。

(5)血清标志物检查:CA125、CA19-9、CEA、CP2等检测有一定参考价值。在95%的特异度下CA125的敏感性较低,Ⅰ期内膜癌只有20.8%,Ⅱ～Ⅳ期敏感性为32.9%,多种肿瘤标志物联合检测可以提高阳性率。近年来发现人附睾分泌蛋白 4(human epididymis secretory protein 4,HE_4)可作为肿瘤标志物,在卵巢癌和子宫内膜癌的诊断中优于 CA125。在早期和晚期内膜癌中 HE_4 优于其他的肿瘤标志物,比 CA125 的敏感性高。如果 HE_4 与 CA125 联合使用优于单独使用 CA125,可以提高诊断率。

(二)鉴别诊断

1.功能失调性子宫出血

病史及妇科检查难以鉴别,诊断性刮宫病理学检查可以鉴别。

2.子宫内膜炎合并宫腔积脓

宫腔积脓时患者阴道排出脓液或浆液,出现腹胀,有时发热,检查子宫增大,扩宫可有脓液流出,病理检查无癌细胞。但要警惕与子宫内膜癌并存的可能。

3.子宫黏膜下肌瘤或内膜息肉

诊断性刮宫、B超、宫腔镜检查等可鉴别诊断。

4.子宫颈癌(内生型)

通过妇科检查、巴氏涂片检查、阴道镜下活检、分断刮宫及病理学检查可以鉴别。子宫颈腺癌与子宫内膜癌鉴别较难,前者有时呈桶状子宫颈,宫体相对较小。

5.子宫肉瘤

均表现为阴道出血和子宫增大,分段刮宫有助于诊断。

6.卵巢癌

卵巢内膜样癌与晚期子宫内膜癌不易鉴别。

七、治疗

手术治疗是子宫内膜癌首选治疗方法,根据患者全年龄、有无内科并发症等,以及术前评估的分期,选择适当的手术范围。

根据期别采用以下术式。

(一)手术

手术是首选的治疗方法。通过手术可以了解病变的范围,与预后相关的因素,术后采取的相应治疗。

1.手术范围

(1)Ⅰ期 A、B 及细胞分化好($G_{1、2}$)可行筋膜外子宫切除、双附件切除。盆腔淋巴结及腹主动脉旁淋巴结取样送病理学检查。

对于年轻、子宫内膜样腺癌ⅠA 期 G_1 或ⅠB 期 G_1 的患者可行筋膜外全子宫、单侧附件切除术，保留一侧卵巢。但强调术后需定期严密随访。

随着微创技术的提高，对早期子宫内膜癌可应用腹腔镜进行分期手术。

(2) ⅠB期(侵及肌层≥1/2)、Ⅱ期、细胞分化差(G_3)，或虽为Ⅰ期，但组织类型为子宫内膜浆液性乳头状腺癌，透明细胞癌，因其恶性程度高，早期即可有淋巴转移及盆腹腔转移，即使癌变局限于子宫内膜，30%～50%患者已有子宫外病变。其手术应与卵巢癌相同，应切除子宫、双侧附件、盆腔及腹主动脉旁淋巴，还应切除大网膜及阑尾。

(3) Ⅲ期或Ⅳ期(晚期癌、浆液性乳头状腺癌或子宫外转移)应以缩瘤为目的，行肿瘤细胞减灭术，切除子宫、双附件及盆腔和腹主动脉旁淋巴结、大网膜阑尾外，应尽可能切除癌块，使残留癌<2 cm，但需根据个体情况区别对待。

2.术中注意事项

(1)吸取子宫直肠凹陷处腹腔液，或用生理盐水 200 mL 冲洗直肠子宫凹陷、侧腹壁，然后抽取腹腔冲洗液，做细胞学检查找癌细胞。

(2)探查盆腹腔各脏器有无转移，腹膜后淋巴结(盆腔及腹主动脉旁淋巴结)有无增大、质硬。

(3)高位切断结扎卵巢动静脉。

(4)切除子宫后应立即肉眼观察病灶位置、侵犯肌层情况，必要时送快速冰冻病理检查。

(5)子宫内膜癌标本应行雌、孕激素受体检查，有条件还可行 *PTEN*、*P53* 等基因蛋白免疫组化检测，进行分子分型。

3.复发癌的手术治疗

如初次治疗为手术治疗，阴道断端复发者可首选手术切除；如初次治疗为放疗或已行次广泛或广泛性全子宫切除术后的中心性复发者，可经严格选择及充分准备后行盆腔脏器廓清术；如为孤立病灶复发灶者可手术，术后行放、化疗及激素治疗。

(二)放疗

1.术前放疗

目的给肿瘤以致死量，减小肿瘤范围或体积，使手术得以顺利进行。适应证：可疑癌瘤侵犯肌层；Ⅱ期子宫颈转移或Ⅲ期阴道受累者；细胞分化不良于术前行腔内放疗，放疗后再手术。晚期癌患者先行体外照射及腔内照射，大剂量照射后一般需间隔 8～10 周手术。

2.术后放疗

腹水癌细胞阳性、细胞分化差、侵犯肌层深、有淋巴转移者行术后放疗；组织类型为透明细胞癌、腺鳞癌者需术后放疗。多行体外照射，如有子宫颈或阴道转移则加腔内照射。

3.单纯放疗

主要用于晚期或有严重内科疾病、高龄和无法手术的其他晚期患者。

（三）化疗

由于子宫内膜癌对化疗药物的耐药性，目前主要对晚期、复发者进行化疗，多采用以下方案。

（1）CAP方案：顺铂（DDP）、多柔比星（阿霉素，ADM）、环磷酰胺（CTX）联合化疗：DDP 50 mg/m^2，ADM 500 mg/m^2，CTX 500 mg/m^2，静脉注射，4周一次。

（2）CA方案：CTX 500 mg/m^2，ADM 500 mg/m^2，静脉注射，4周一次。

（3）CAF方案：CTX 500 mg/m^2，ADM 500 mg/m^2，5-FU 500 mg/m^2，静脉注射，4周一次。

（4）紫杉醇、卡铂联合化疗方案。

（四）抗雌激素治疗

1.孕激素治疗

可直接作用于癌细胞，延缓DNA、RNA的修复，从而抑制瘤细胞生长。孕激素治疗后使癌细胞发生逆转改变，分化趋向成熟。目前主要对晚期复发子宫内膜癌进行激素治疗。常用孕激素有以下几种：①醋酸甲羟孕酮，剂量250～500 mg/d，口服。②醋酸甲地孕酮，剂量80～160 mg/d，口服。③己酸孕酮，为长效孕激素，剂量250～500 mg，每周2次，肌内注射。

2.抗雌激素治疗

他莫昔芬为非甾体抗雌激素药物，并有微弱雌激素作用，可与E_2竞争雌激素受体占据受体面积，起到抗雌激素作用。可使孕激素受体水平升高。用法：口服20 mg/d，3～6个月。对受体阴性者，可与孕激素每周交替使用。

八、预后

子宫内膜癌因生长缓慢，转移晚，症状显著，多早期发现，约75%为早期患者，预后较好。5年生存率在60%～70%。预后与以下因素有关：组织学类型、临床分期、肿瘤分级、肌层浸润深度、盆腔及腹主动脉旁淋巴结有无转移、子宫外转移等。

第三节　卵巢肿瘤

卵巢肿瘤是常见的妇科肿瘤，由于卵巢位于盆腔深部，早期病变不易发现，一旦出现症状多属晚期，应高度警惕。卵巢上皮性肿瘤好发于50～60岁的妇女，5年生存率一直徘徊于30%～40%，死亡率居妇科恶性肿瘤首位，已成为严重威胁妇女生命和健康的主要肿瘤。卵巢生殖细胞肿瘤多见于30岁以下的年轻女性，恶性程度高，由于有效化疗方案的应用，使卵巢恶性生殖细胞肿瘤的治疗效果有了明显的提高，死亡率从90%降至10%。

一、卵巢肿瘤概论

卵巢组织成分非常复杂，是全身各脏器原发肿瘤类型最多的器官，不同类型卵巢肿瘤的组织学结构和生物学行为都存在很大的差异。除组织类型繁多外，尚有良性、交界性和恶性之分。卵巢亦为胃肠道恶性肿瘤、乳腺癌、子宫内膜癌等的常见转移部位。

(一)组织学分类

最常用的分类是世界卫生组织(WHO)的卵巢肿瘤组织学分类。该分类于1973年制定，2003年修改，2014年再次修订。主要的组织学分类如下。

1.上皮性肿瘤

占原发性卵巢肿瘤50%～70%，其恶性类型占卵巢恶性肿瘤的85%～90%。来源于卵巢表面的表面上皮，而表面上皮来自原始的体腔上皮，具有分化为各种米勒管上皮的潜能。若向输卵管上皮分化，形成浆液性肿瘤；向宫颈黏膜分化，形成黏液性肿瘤；向子宫内膜分化，形成子宫内膜样肿瘤。

2.生殖细胞肿瘤

占卵巢肿瘤的20%～40%。生殖细胞来源于生殖腺以外的内胚叶组织，在其发生、移行及发育过程中，均可发生变异，形成肿瘤。生殖细胞有发生多种组织的功能。未分化者为无性细胞瘤，胚胎多能者为胚胎癌，向胚胎结构分化为畸胎瘤，向胚外结构分化为内胚窦瘤、绒毛膜癌。

3.性索间质肿瘤

约占卵巢肿瘤的5%。性索间质来源于原始体腔的间叶组织，可向男女两性分化。性索向上皮分化形成颗粒细胞瘤或支持细胞瘤；向间质分化形成卵泡膜细胞瘤或间质细胞瘤。此类肿瘤常有内分泌功能,故又称功能性卵巢肿瘤。

4.继发性肿瘤

占卵巢肿瘤的5%～10%,其原发部位多为胃肠道、乳腺及生殖器官。

(二)临床表现

1.卵巢良性肿瘤

早期肿瘤较小,多无症状,常在妇科检查时偶然发现。肿瘤增至中等大时,感腹胀或腹部扪及肿块,边界清楚。妇科检查在子宫一侧或双侧触及球形肿块,多为囊性,表面光滑、活动与子宫无粘连。若肿瘤长大充满盆、腹腔即出现压迫症状,如尿频、便秘、气急、心悸等。腹部膨隆,肿块活动度差,叩诊呈实音,无移动性浊音。

2.卵巢恶性肿瘤

早期常无症状,可在妇科检查发现。主要症状为腹胀、腹部肿块及腹水,症状的轻重决定于:①肿瘤的大小、位置、侵犯邻近器官的程度;②肿瘤的组织学类型;③有无并发症。肿瘤若向周围组织浸润或压迫神经,可引起腹痛、腰痛或下肢疼痛;若压迫盆腔静脉,出现下肢水肿;若为功能性肿瘤,产生相应的雌激素或雄激素过多症状。晚期可表现消瘦、严重贫血等恶病质征象。三合诊检查在阴道后穹隆触及盆腔内硬结节,肿块多为双侧,实性或半实性,表面凹凸不平,不活动,常伴有腹水。有时在腹股沟、腋下或锁骨上可触及肿大淋巴结。

(三)并发症

1.蒂扭转

蒂扭转为常见的妇科急腹症,约10%卵巢肿瘤并发蒂扭转。好发于瘤蒂长、中等大、活动度良好、重心偏于一侧的肿瘤(如畸胎瘤)。常在患者突然改变体位时,或妊娠期和产褥期子宫大小、位置改变时发生蒂扭转。卵巢肿瘤扭转的蒂由骨盆漏斗韧带、卵巢固有韧带和输卵管组成。发生急性扭转后静脉回流受阻,瘤内极度充血或血管破裂瘤内出血,致使瘤体迅速增大,后因动脉血流受阻,肿瘤发生坏死变为紫黑色,可破裂和继发感染。其典型症状是突然发生一侧下腹剧痛,常伴恶心、呕吐甚至休克,由腹膜牵引绞窄引起。妇科检查扪及肿物张力大,压痛,以瘤蒂部最明显。有时不全扭转可自然复位,腹痛随之缓解。蒂扭转一经确诊,应尽快行剖腹手术,术时应在蒂根下方钳夹后再将肿瘤和扭转的瘤蒂切除,钳夹前不可将扭转回复,以防栓塞脱落。

2.破裂

约3%卵巢肿瘤会发生破裂,破裂有自发性和外伤性两种。自发性破裂常因肿瘤生长过速所致，多为肿瘤浸润性生长穿破囊壁；外伤性破裂常因腹部受重击、分娩、性交、妇科检查及穿刺等引起。其症状轻重取决于破裂口大小、流入腹腔囊液的性质和数量。小囊肿或单纯浆液性囊腺瘤破裂时，患者仅感轻度腹痛；大囊肿或成熟畸胎瘤破裂后，常致剧烈腹痛、伴恶心呕吐，有时导致腹腔内出血、腹膜炎及休克。妇科检查可发现腹部压痛、腹肌紧张，可有腹水征，原有肿块摸不到或扪及缩小张力低的肿块。疑有肿瘤破裂应立即剖腹探查，术中应尽量吸净囊液，并涂片行细胞学检查，清洗腹腔及盆腔，切除标本应行仔细的肉眼观察，尤需注意破口边缘有无恶变并送病理学检查。

3.感染

较少见，多因肿瘤扭转或破裂后引起，也可来自邻近器官感染灶如阑尾炎扩散。临床表现为发热、腹痛、肿块及腹部压痛、反跳痛、腹肌紧张及白细胞计数升高等。治疗应先应用抗生素抗感染，后行手术切除肿瘤。若短期内感染不能控制，宜急诊手术。

4.恶变

卵巢良性肿瘤可发生恶变，恶变早期无症状，不易发现。若发现肿瘤生长迅速，尤其双侧性，应考虑恶变。近年来，子宫内膜异位囊肿恶变引起临床高度关注，因此，确诊为卵巢肿瘤者应尽早手术明确性质。

（四）诊断

病理学是诊断卵巢肿瘤的标准。临床表现和相关的辅助检查有助于诊断。

卵巢肿瘤无特异性症状，常于体检时发现。根据患者的年龄、病史及局部体征等特点可初步确定是否为卵巢肿瘤，并对良、恶性进行评估。术前常用的辅助诊断方法有以下几种。

1.影像学检查

(1)超声：能检测肿块部位、大小、形态，提示肿瘤性质，鉴别卵巢肿瘤、腹水和结核性包裹性积液，超声检查的临床诊断符合率＞90%。通过彩色多普勒超声扫描，能测定卵巢及其新生组织血流变化，有助于诊断。

(2)胸部、腹部X线片：对判断有无胸腔积液、肺转移和肠梗阻有诊断意义。卵巢畸胎瘤，腹部平片可显示牙齿及骨质，囊壁为密度增高的钙化层，囊腔呈放射透明阴影。

(3)CT检查：可清晰显示肿块形态，良性肿瘤多呈均匀性吸收，囊壁薄，光滑；恶性肿瘤轮廓不规则，并向周围浸润或伴腹水；CT还可显示有无肝、肺结节及腹膜后淋巴结转移。

(4)磁共振成像(MRI):MRI具有较高的软组织分辨度,在判断子宫病变的性质、评估肿瘤局部浸润的程度、周围脏器的浸润、有无淋巴转移、有无肝脾转移和确定手术方式有重要参考价值。

(5)PET-CT检查:正电子发射计算机断层显像(PET-CT)是将PET与CT完美融为一体的现代影像学检查。由PET提供病灶详尽的功能与代谢等分子信息,而CT提供病灶的精确解剖定位,一次显像可获得全身各方位的断层图像,具有灵敏、准确、特异及定位精确等特点,可一目了然地了解全身整体状况,达到早期发现病灶和诊断疾病的目的。PET-CT更有助于复发卵巢癌的定性和定位诊断。

2.肿瘤标志物

不同类型卵巢肿瘤有相对较为特殊标志物,可用于辅助诊断及病情监测。

(1)CA125:80%卵巢上皮癌患者CA125水平高于正常值;90%以上患者CA125水平的高低与病情缓解或恶化相一致,可用于病情监测,敏感性高。

(2)人附睾蛋白4(HE_4):是一种新的卵巢癌肿瘤标志物。正常生理情况下,HE_4 在卵巢癌组织和患者血清中均高度表达,可用于卵巢癌的早期检测、鉴别诊断、治疗监测及预后评估。88%的卵巢癌患者都会出现 HE_4 升高的现象。与CA125相比,HE_4 的敏感度更高、特异性更强,尤其是在疾病初期无症状表现的阶段。HE_4 与CA125两者联合应用,诊断卵巢癌的敏感性可增加到92%,并将假阴性结果减少30%,大大增加了卵巢癌诊断的准确性。

(3)CA199和CEA等肿瘤标志物在卵巢上皮癌患者中也会升高,尤其对卵巢黏液性癌的诊断价值较高。

(4)AFP:对卵巢内胚窦瘤有特异性价值,对未成熟畸胎瘤、混合性无性细胞瘤中含卵黄囊成分者有协助诊断意义。

(5)HCG:对于原发性卵巢绒癌有特异性。

(6)性激素:颗粒细胞瘤、卵泡膜细胞瘤可产生较高水平雌激素。

3.腹腔镜检查

可直接观察肿块状况,对盆腔、腹腔及横膈部位进行窥视,并在可疑部位进行多点活检,抽吸腹腔液行细胞学检查。

4.细胞学检查

腹水或腹腔冲洗液找癌细胞对Ⅰ期患者进一步确定分期及选择治疗方法有意义,若有胸腔积液应做细胞学检查确定有无胸腔转移。

(五)鉴别诊断

1.卵巢良性肿瘤与恶性肿瘤的鉴别

见表 3-1。

表 3-1　卵巢良性肿瘤与恶性肿瘤鉴别

鉴别内容	良性肿瘤	恶性肿瘤
病史	病程长,生长缓慢	病程短,迅速增大
肿块部位及性质	单侧多,囊性,光滑,活动	双侧多,实性或囊实性,不规则,固定,后穹隆实性结节或肿块
腹水征	多无	常有腹水,可能查到恶性细胞
一般情况	良好	可有消瘦、恶病质
超声检查	为液性暗区,边界清晰,有间隔光带	液性暗区内有杂乱光团、光点,界限不清
CA125(>50 岁)	<35 U/mL	>35 U/mL

注:因 50 岁以下患者常有盆腔炎、子宫内膜异位症等可使 CA125 升高的疾病,故参考价值不大。50 岁以上患者中,若有卵巢肿块伴 CA125 升高,则恶性者可能性大,有鉴别诊断意义。

2.卵巢良性肿瘤的鉴别诊断

(1)卵巢瘤样病变:滤泡囊肿和黄体囊肿最常见。多为单侧,直径<5 cm,壁薄,暂行观察或口服避孕药,2～3 个月自行消失,若持续存在或长大,应考虑为卵巢肿瘤。

(2)输卵管卵巢囊肿:为炎性囊性积液,常有不孕或盆腔感染史,两侧附件区条形囊性肿块,边界较清,活动受限。

(3)子宫肌瘤:浆膜下肌瘤或肌瘤囊性变易与卵巢实体瘤或囊肿混淆。肌瘤常为多发性,与子宫相连,检查时肿瘤随宫体及宫颈移动。超声检查可协助鉴别。

(4)妊娠子宫:妊娠早期或中期时,子宫增大变软,峡部更软,三合诊时宫体与宫颈似不相连,易将宫体误认为卵巢肿瘤。但妊娠妇女有停经史,做 HCG 测定或超声检查即可鉴别。

(5)腹水:大量腹水应与巨大卵巢囊肿鉴别,腹水常有肝病、心脏病史,平卧时腹部两侧突出如蛙腹,叩诊腹部中间鼓音,两侧浊音,移动性浊音阳性;超声检查见不规则液性暗区,液平面随体位改变,其间有肠曲光团浮动,无占位性病变。巨大囊肿平卧时腹部中间隆起,叩诊浊音,腹部两侧鼓音,无移动性浊音,边界清楚;超声检查见圆球形液性暗区,边界整齐光滑,液平面不随体位移动。

3.卵巢恶性肿瘤的鉴别诊断

(1)子宫内膜异位症：子宫内膜异位症形成的粘连性肿块及直肠子宫陷凹结节与卵巢恶性肿瘤很难鉴别。前者常有进行性痛经、月经多，经前不规则阴道流血等。超声检查、腹腔镜检查是有效的辅助诊断方法，必要时应剖腹探查确诊。

(2)结核性腹膜炎：常合并腹水，盆腹腔内形成粘连性肿块。但多发生于年轻、不孕妇女，伴月经稀少或闭经。多有肺结核史；有消瘦、乏力、低热、盗汗、食欲缺乏等全身症状。妇科检查肿块位置较高，形状不规则，界限不清，不活动。叩诊时鼓音和浊音分界不清。X线胸片检查、结核菌素试验等可协助诊断，必要时行剖腹探查取材行活体组织检查确诊。

(3)生殖道以外的肿瘤：需与腹膜后肿瘤、直肠癌、乙状结肠癌等鉴别。腹膜后肿瘤固定不动，位置低者使子宫、直肠或输尿管移位。直肠癌和乙状结肠癌多有相应的消化道症状，超声检查、钡剂灌肠、乙状结肠镜检等有助于鉴别。

(4)转移性卵巢肿瘤：与卵巢原发恶性肿瘤不易鉴别。对于双侧性、中等大、肾形、活动的实性肿块，应疑为转移性卵巢肿瘤，有消化道癌、乳癌病史者，更要考虑转移性卵巢肿瘤诊断。若患者有消化道症状应做胃镜检查，此外要排除其他可能的原发肿瘤。如未发现原发性肿瘤病灶，应作剖腹探查。

(5)慢性盆腔炎：有流产或产褥感染病史，有发热、下腹痛，妇科检查附件区有肿块及组织增厚、压痛、片状块物达盆壁。用抗生素治疗症状缓解，块物缩小。若治疗后症状、体征无改善，或块物增大，应考虑为盆腔或卵巢恶性肿瘤可能。超声检查有助于鉴别。

(六)恶性肿瘤的转移途径

卵巢恶性肿瘤的转移特点是外观局限的肿瘤，可在腹膜、大网膜、腹膜后淋巴结、横膈等部位有亚临床转移。主要通过直接蔓延及腹腔种植，瘤细胞可直接侵犯包膜，累及邻近器官，并广泛种植于盆腹膜及大网膜、横膈、肝表面。淋巴道也是重要的转移途径，有3种方式：①沿卵巢血管经卵巢淋巴管向上到腹主动脉旁淋巴结；②沿卵巢门淋巴管达髂内、髂外淋巴结，经髂总至腹主动脉旁淋巴结；③偶有沿圆韧带入髂外及腹股沟淋巴结。横膈为转移的好发部位，尤其右膈下淋巴丛密集，故最易受侵犯。血行转移少见，晚期可转移到肺、胸膜及肝。

(七)卵巢恶性肿瘤临床分期

卵巢恶性肿瘤临床分期现多采用FIGO2013年手术-病理分期(表3-2)，用以估计预后和比较疗效。

表 3-2 卵巢癌、输卵管癌、腹膜癌的手术-病理分期(FIGO,2013 年)

Ⅰ期	病变局限于卵巢或输卵管
ⅠA	肿瘤局限于一侧卵巢(包膜完整)或输卵管,卵巢和输卵管表面无肿瘤;腹水或腹腔冲洗液未找到癌细胞
ⅠB	肿瘤局限于双侧卵巢(包膜完整)或输卵管,卵巢和输卵管表面无肿瘤;腹水或腹腔冲洗液未找到癌细胞
ⅠC	肿瘤局限于单侧或双侧卵巢或输卵管,并伴有如下任何一项
ⅠC_1	手术导致肿瘤破裂
ⅠC_2	手术前肿瘤包膜已破裂或卵巢、输卵管表面有肿瘤
ⅠC_3	腹水或腹腔冲洗液发现癌细胞
Ⅱ期	肿瘤累及一侧或双侧卵巢或输卵管并有盆腔内扩散(在骨盆入口平面以下)或原发性腹膜癌
ⅡA	肿瘤蔓延或种植到子宫和/或输卵管和/或卵巢
ⅡB	肿瘤蔓延至其他盆腔内组织
Ⅲ期	肿瘤累及单侧或双侧卵巢、输卵管或原发性腹膜癌,伴有细胞学或组织学证实的盆腔外腹膜转移或证实存在腹膜后淋巴结转移
ⅢA_1	仅有腹膜后淋巴结阳性(细胞学或组织学证实)
ⅢA_1(ⅰ)	淋巴结转移最大直径≤10 mm
ⅢA_1(ⅱ)	淋巴结转移最大直径>10 mm
ⅢA_2	显微镜下盆腔外腹膜受累,伴或不伴腹膜后阳性淋巴结
ⅢB	肉眼盆腔外腹膜转移,病灶最大直径≤2 cm,伴或不伴腹膜后阳性淋巴结
ⅢC	肉眼盆腔外腹膜转移,病灶最大直径>2 cm,伴或不伴腹膜后阳性淋巴结(包括肿瘤蔓延至肝包膜和脾,但未转移到脏器实质)
Ⅳ期	超出腹腔外的远处转移
ⅣA	胸腔积液中发现癌细胞
ⅣB	腹腔外器官实质转移(包括肝实质转移和腹股沟淋巴结和腹腔外淋巴结转移)

(八)治疗

一经发现卵巢肿瘤,应行手术。手术目的:①明确诊断;②切除肿瘤;③恶性肿瘤进行手术-病理分期。术中不能确定肿瘤性质者,应将切下的卵巢肿瘤进行快速冷冻组织病理学检查,明确诊断。手术可通过腹腔镜和/或剖腹进行。术后应根据卵巢肿瘤的性质、组织学类型、手术-病理分期等因素来决定是否进行辅助治疗。

(九)随访与监测

卵巢恶性肿瘤易于复发,应长期予以随访和监测。

1.随访时间

术后1年内每个月1次;术后2年每3个月1次;术后3～5年视病情4～6个月1次;5年以后者每年1次。

2.监测内容

临床症状、体征、全身检查及盆腔检查(包括三合诊检查),超声检查。必要时做CT或MRI检查。肿瘤标志物测定,如CA125、HE_4、CA199、CEA、AFP、HCG、雌激素和雄激素等可根据病情选用。

(十)妊娠合并卵巢肿瘤

妊娠合并良性肿瘤以成熟囊性畸胎瘤及浆液性(或黏液性)囊腺瘤居多,占妊娠合并卵巢肿瘤的90%,恶性者以无性细胞瘤及浆液性囊腺癌为多。若无并发症,妊娠合并卵巢肿瘤一般无明显症状。早孕时三合诊即能查得。中期妊娠以后不易查得,需依靠病史及超声诊断。

早孕时肿瘤嵌入盆腔可能引起流产,中期妊娠时易并发蒂扭转,晚期妊娠时若肿瘤较大可导致胎位异常,分娩时可引起肿瘤破裂,若肿瘤位置低可梗阻产道导致难产。妊娠时盆腔充血,可能使肿瘤迅速增大,并促使恶性肿瘤扩散。

早孕合并卵巢囊肿,以等待至妊娠3个月后进行手术为宜,以免诱发流产。妊娠晚期发现者,可等待至足月,临产后若肿瘤阻塞产道即行剖宫产,同时切除肿瘤。

若诊断或疑为卵巢恶性肿瘤,应尽早手术,其处理原则同非孕期。

二、卵巢原发上皮性肿瘤

卵巢上皮性肿瘤为最常见的卵巢肿瘤,多见于中老年妇女,很少发生在青春期前女孩和婴幼儿。卵巢上皮性肿瘤分为良性、交界性和恶性。交界性肿瘤是指上皮细胞增生活跃及核异型,核分裂象增加,表现为上皮细胞层次增加,但无间质浸润,是一种低度潜在恶性肿瘤,生长缓慢,转移率低,复发迟。卵巢上皮性癌发展迅速,不易早期诊断,治疗困难,死亡率高。

(一)发病原因及高危因素

卵巢上皮癌的发病原因一直未明。近年的研究证据表明,卵巢癌由卵巢表面上皮起源假说缺乏科学依据,卵巢外起源学说则引起高度重视,并提出了上皮性卵巢癌发生的二元理论。二元论将卵巢上皮癌分为两型，Ⅰ型卵巢癌包括了低级别卵巢浆液性癌及低级别卵巢子宫内膜样癌、透明细胞癌、黏液性癌和移行细胞癌；Ⅱ型卵巢癌包括了高级别卵巢浆液性癌及高级别卵巢子宫内膜样癌、未分化癌和恶性中胚叶混合性肿瘤(癌肉瘤)。Ⅰ型卵巢癌起病缓慢，常有前驱病变，多为临床早期，预后较好；Ⅱ型卵巢癌发病快，无前驱病变，侵袭性强，多为临床晚期，预后不良。两型卵巢癌的发生、发展可能有两种不同的分子途径，因而具有不同的生物学行为。高级别卵巢浆液性癌大多起源于输卵管的观点已被国际上多数学者所接受。

此外，下列因素也可能与卵巢上皮癌的发病密切相关。

1.遗传因素

5%～10%的卵巢上皮癌具有遗传异常。上皮性卵巢癌的发生与3个遗传性癌综合征有关，即遗传性乳腺癌-卵巢癌综合征(HBOC)，遗传性位点特异性卵巢癌综合征(HSSOC)，和遗传性非息肉性结直肠癌综合征(HNPCC)，最常见的是HBOC。真正的遗传性卵巢癌和乳腺癌一样，主要是由*BRCA*1和*BRCA*2基因突变所致，属于常染色体显性遗传。

2.子宫内膜异位症

相关的形态学和分子遗传学的证据提示，卵巢子宫内膜样癌和透明细胞癌可能来源于子宫内膜异位症的病灶恶变。抑癌基因*ARID*1*A*基因突变不仅见于卵巢子宫内膜样癌和透明细胞癌的癌组织，同时见于邻近的子宫内膜异位症和癌变前期病灶，这是卵巢子宫内膜样癌和透明细胞癌起源异位子宫内膜的有力证据。

3.持续排卵

持续排卵使卵巢表面上皮不断损伤与修复，其结果是在修复过程中卵巢表面上皮细胞突变的可能性增加。减少或抑制排卵可减少卵巢上皮由排卵引起的损伤，可能降低卵巢癌发病危险。流行病学调查发现卵巢癌危险因素有未产、不孕，而多次妊娠、哺乳和口服避孕药有保护作用。

(二)病理

1.组织学类型

卵巢上皮肿瘤组织学类型主要有以下几种。

(1)浆液性肿瘤。①浆液性囊腺瘤：约占卵巢良性肿瘤的25%。多为单侧，球形，大小不等，表面光滑，囊性，壁薄，内充满淡黄色清亮液体。有单纯性及乳头状两型，前者多为单房，囊壁光滑；后者常为多房，可见乳头，向囊外生长。镜下见囊壁为纤维结缔组织,内为单层柱状上皮,乳头分支较粗,间质内见砂粒体(成层的钙化小球状物)。②交界性浆液性囊腺瘤:中等大小,多为双侧,乳头状生长在囊内较少,多向囊外生长。镜下见乳头分支纤细而密,上皮复层不超过3层,细胞核轻度异型,核分裂象<1/HP,无间质浸润,预后好。对于存在浸润性种植患者,晚期和复发概率增加。③浆液性囊腺癌:占卵巢恶性肿瘤的40%~50%。多为双侧,体积较大,半实质性。结节状或分叶状,灰白色,或有乳突状增生,切面为多房,腔内充满乳头,质脆,出血、坏死。镜下见囊壁上皮明显增生,复层排列,一般在4层以上。癌细胞为立方形或柱状,细胞异型明显,并向间质浸润。

2014年版WHO女性生殖道肿瘤分类中将浆液性癌分为低级别癌与高级别癌两类,采用的是M.D.Anderson癌症中心的分类标准(见表3-3)。

表3-3 卵巢浆液性癌组织学分类(WHO,2014)

	高级别	低级别
组织病理特点	细胞核多形性,大小相差超过3倍	细胞核较均匀一致,仅轻到中度异型性
	核分裂数>12个/HPF	核分裂数≤12个/HPF
	常见坏死和多核瘤巨细胞	无坏死或多核瘤巨细胞
		核仁可明显,可有胞质内黏液

注:级别的确定基于细胞形态,非组织结构。

(2)黏液性肿瘤:黏液性肿瘤组织学上分为肠型、宫颈型或混合型,由肠型黏膜上皮或宫颈管黏膜上皮(Müllerian分化)组成。①黏液囊腺瘤:占卵巢良性肿瘤的20%。多为单侧,圆形或卵圆形,体积较大,表面光滑,灰白色。切面常为多房,囊腔内充满胶冻样黏液,含黏蛋白和糖蛋白,囊内很少有乳头生长。镜下见囊壁为纤维结缔组织,内衬单层柱状上皮;可见杯状细胞及嗜银细胞。恶变率为5%~10%。偶可自行破裂,瘤细胞种植在腹膜上继续生长并分泌黏液,在腹膜表面形成胶冻样黏液团块,极似卵巢癌转移,称腹膜假黏液瘤。腹膜假性黏液瘤主要继发于肠型分化的肿瘤,瘤细胞呈良性,分泌旺盛,很少见细胞异型和核分裂,多限于腹膜表面生长,一般不浸润脏器实质。手术是主要治疗手段,术中应尽可能切净所有肿瘤。然而,手术很少能根治,本病复发率高,患者需要多次手术,患者常死于肠梗阻。②交界性黏液性囊腺瘤:一般较大,少数为双侧,表面光滑,常为多房。切面见囊壁增厚,有实质区和乳头状形成,乳头细小、质软。镜下见上皮不超过3层,细胞轻度异型,细胞核大、染色深,有少量核分裂,增生上皮向腔内突出形成短粗的乳头,无间质浸润。③黏液性囊腺癌:占卵巢恶性肿瘤的10%。多为单侧,瘤体较大,囊壁可见乳头或实质区,切面为囊、实性,囊液混浊或血性。镜下见腺体密集,间质较少,腺上皮超过3层,细胞明显异型,并有间质浸润。

(3)卵巢子宫内膜样肿瘤:良性瘤较少见,为单房,表面光滑,囊壁衬以单层柱状上皮,似正常子宫内膜。囊内被覆扁平上皮,间质内可有含铁血黄素的吞噬细胞。子宫内膜样交界性瘤很少见。卵巢子宫内膜样癌占卵巢恶性肿瘤的10%~24%,肿瘤单侧多,中等大,囊性或实性,有乳头生长,囊液多为血性。镜下特点与子宫内膜癌极相似,多为高分化腺癌或腺棘皮癌,常并发子宫内膜异位症和子宫内膜癌,不易鉴别何者为原发或继发。

(4)透明细胞肿瘤:来源于米勒管上皮,良性罕见,交界性者上皮由1~3层多角形靴钉状细胞组成,核有异型性但无间质浸润,常合并透明细胞癌存在。透明细胞癌占卵巢癌5%~11%,患者均为成年妇女,平均年龄48~58岁,10%合并高血钙症。常合并子宫内膜异位症(25%~50%)。易转移至腹膜后淋巴结,对常规化疗不明感。呈囊实性,单侧多,较大;镜下瘤细胞质丰富或呈泡状,含丰富糖原,排列成实性片、索状或乳头状;瘤细胞核异型性明显,深染,有特殊的靴钉细胞附于囊内及管状结构。

(5)勃勒纳瘤:由卵巢表面上皮向移行上皮分化而形成,占卵巢肿瘤1.5%~2.5%。多数为良性,单侧,体积小(直径<5 cm),表面光滑,质硬,切面灰白色漩涡或编织状。小肿瘤常位于卵巢髓质近卵巢门处。亦有交界性及恶性。

(6)未分化癌:在未分化癌中,小细胞癌最有特征。发病年龄9~43岁,平均24岁,70%患者有高血钙。常为单侧,较大,表面光滑或结节状,切面为实性或囊实性,质软、脆,分叶或结节状,褐色或灰黄色,多数伴有坏死出血。镜检癌细胞为未分化小细胞,圆形或梭形,胞质少,核圆或卵圆有核仁,核分裂多见(16/10 HPFs~50/10 HPFs)。细胞排列紧密,呈弥散、巢状,片状生长。恶性程度极高,预后极差,90%患者在1年内死亡。

2.组织学分级

2014年版WHO女性生殖道肿瘤分类中,对卵巢上皮癌的组织学分级达成共识。浆液性癌分为低级别癌与高级别癌两类。子宫内膜样癌根据FIGO分级系统分3级,1级实性区域<5%,2级实性区域5%~50%,3级实性区域>50%。黏液性癌不分级,但分为3型:①非侵袭性(上皮内癌),②侵袭性(膨胀性或融合性),③侵袭性(浸润性)。浆黏液性癌按不同的癌成分各自分级。透明细胞癌和未分化癌本身为高级别癌,不分级。恶性Brenner瘤其恶性成分参照尿路上皮癌分级，分为低级别和高级别。

肿瘤组织学分级对患者预后有重要的影响，应引起重视。

(三)治疗

1.良性肿瘤

若卵巢肿块直径<5 cm，疑为卵巢瘤样病变，可做短期观察。一经确诊为卵巢良性肿瘤，应手术治疗。根据患者年龄、生育要求及对侧卵巢情况决定手术范围。年轻、单侧良性肿瘤应行患侧卵巢囊肿剥出或卵巢切除术，尽可能保留正常卵巢组织和对侧正常卵巢；即使双侧良性囊肿，也应争取行囊肿剥出术，保留正常卵巢组织。围绝经期妇女可行单侧附件切除或子宫及双侧附件切除术。术中剖开肿瘤肉眼观察区分良、恶性，必要时做冷冻切片组织学检查明确性质，确定手术范围。若肿瘤大或可疑恶性，尽可能完整取出肿瘤，防止囊液流出及瘤细胞种植于腹腔。巨大囊肿可穿刺放液，待体积缩小后取出，穿刺前须保护穿刺周围组织，以防囊液外溢，放液速度应缓慢，以免腹压骤降发生休克。

2.交界性肿瘤

手术是卵巢交界性肿瘤最重要的治疗，手术治疗的目标是将肿瘤完全切除。卵巢交界瘤建议行全面分期手术，是否要行腹膜后淋巴结系统切除或取样活检，多数学者倾向否定意见，尤其是卵巢黏液性肿瘤。年轻患者可考虑行保留生育功能治疗。晚期复发是卵巢交界瘤的特点，78%在5年后甚至10年后复发。复发的肿瘤一般仍保持原病理形态，即仍为交界性肿瘤，复发的肿瘤一般仍可切除。

卵巢交界性瘤一般不主张进行术后化疗，化疗仅在以下几种情况考虑应用：①肿瘤期别较晚，有广泛种植，术后可施行3～6个疗程化疗；②有大网膜，淋巴结或其他远处部位浸润性种植的患者更可能发生早期复发，这些患者应按照低级别浆液性癌进行化疗。

3.恶性肿瘤

治疗原则是手术为主，辅以化疗、放疗及其他综合治疗。

(1)手术：是治疗卵巢上皮癌的主要手段。应根据术中探查及冷冻病理检查结果，决定手术范围，卵巢上皮癌第一次手术彻底性与预后密切相关。

早期(FIGO Ⅰ～Ⅱ期)卵巢上皮癌应行全面确定分期的手术，包括留取腹水或腹腔冲洗液进行细胞学检查；全面探查盆、腹腔，对可疑病灶及易发生转移部位多处取材作组织学检查；全子宫和双附件切除(卵巢动静脉高位结扎)；盆腔及腹主动脉旁淋巴结清除；大网膜和阑尾切除。一般认为，对于上皮性卵巢癌施行保留生育功能(保留子宫和对侧附件)的手术应是谨慎和严格选择的,必须具备以下条件方可施行:①患者年轻,渴望生育;②ⅠA期;③细胞分化好(G_1);④对侧卵巢外观正常、剖探阴性;⑤有随诊条件。亦有主张完成生育后视情况再行手术切除子宫及对侧附件。对于有高危因素而要求保留生育功能的患者则须充分知情。

晚期卵巢癌(FIGO Ⅲ～Ⅳ期)应行肿瘤细胞减灭术,术式与全面确定分期的手术相同,手术的主要目的是尽最大努力切除卵巢癌之原发灶和转移灶,使残余肿瘤直径<1 cm,必要时可切除部分肠管或脾脏等。对于手术困难的患者可在组织病理学确诊为卵巢癌后,先行1～2程先期化疗后再进行手术。

复发性卵巢癌的手术治疗价值尚有争议,主要用于以下几方面:①解除肠梗阻;②对二线化疗敏感的复发灶(化疗后间隔>12个月)的减灭;③切除孤立的复发灶。对于复发癌的治疗多数只能缓解症状,而不是为了治愈,生存质量是最应该考虑的因素。

(2)化学药物治疗:为主要的辅助治疗。常用于术后杀灭有残留癌灶,控制复发;也可用于复发病灶的治疗。化疗可以缓解症状,延长患者存活期。暂无法施行手术的晚期患者,化疗可使肿瘤缩小,为以后手术创造条件。

一线化疗是指首次肿瘤细胞减灭术后的化疗。常用化疗药物有顺铂、卡铂、紫杉醇、环磷酰胺、异环磷酰胺、氟尿嘧啶、博来霉素、长春新碱、依托泊苷(VP-16)等。近年来多以铂类药物和紫杉醇为主要的化疗药物,常用联合化疗方案见表3-4。根据病情可采用静脉化疗或静脉腹腔联合化疗。腹腔内化疗不仅能控制腹水,又能使小的腹腔内残存癌灶缩小或消失。化疗疗程数一般为6～9个疗程。二线化疗主要用于卵巢癌复发的治疗。选择化疗方案前应了解一线化疗用什么药物及药物累积量;一线化疗疗效如何,毒性如何,反应持续时间及停药时间。患者一线治疗中对铂类的敏感性对选择二线化疗具重要参考价值。二线化疗的用药原则:①以往未用铂类者可选用含铂类的联合化疗;②在铂类药物化疗后6个月以上出现复发用以铂类为基础的二线化疗通常有效;③难治性患者不应再选用以铂类为主的化疗,而应选用与铂类无交叉耐药的药物,如紫杉醇、托扑替康、异环磷酰胺、六甲密胺、吉西他滨、脂质体多柔比星等。

表3-4　卵巢上皮性癌常用联合化疗方案

方案	药物	剂量及方法	疗程间隔(周)
TC	紫杉醇(T)	175 mg/m² 静脉滴注1次,3小时滴完	3
	卡铂(C)	卡铂(剂量按AUC=5计算)静脉滴注1次	

续表

方案	药物	剂量及方法	疗程间隔(周)
TP	紫杉醇(T)	175 mg/m² 静脉滴注 1 次,3 小时滴完	3
	顺铂(P)	70 mg/m² 静脉滴注 1 次	
PC	顺铂(P)	70 mg/m² 静脉滴注 1 次	3～4
	环磷酰胺(C)	700 mg/m² 静脉滴注 1 次	

(3)放射治疗:外照射对于卵巢上皮癌的治疗价值有限,可用于锁骨上和腹股沟淋巴结转移灶和部分紧靠盆壁的局限性病灶的局部治疗。对上皮性癌不主张以放疗作为主要辅助治疗手段,但在ⅠC期,或伴有大量腹水者经手术后仅有细小粟粒样转移灶或肉眼看不到有残留病灶的可辅以放射性同位素^{32}P腹腔内注射以提高疗效,减少复发,腹腔内有粘连时禁用。

(4)免疫治疗:靶向药物治疗是目前改善晚期卵巢癌预后的主要趋势。近几年,贝伐珠单抗在卵巢癌的一线治疗以及复发卵巢癌的治疗中都取得了较好的疗效,可提高患者的无瘤生存期,但其昂贵的价格还需进行价值医学方面的评价。

(四)预后

预后与分期、组织学分类及分级、患者年龄及治疗方式有关。以分期最重要,期别越早预后越好。据文献报道Ⅰ期卵巢癌,病变局限于包膜内,5 年生存率达 90%。若囊外有赘生物、腹腔冲洗液找到癌细胞降至 68%;Ⅲ期卵巢癌,5 年生存率为 30%～40%;Ⅳ期卵巢癌仅为 10%。低度恶性肿瘤疗效较恶性程度高者为佳,细胞分化良好者疗效较分化不良者好。对化疗药物敏感者,疗效较好。术后残余癌灶直径<1 cm 者,化疗效果较明显,预后良好。

(五)预防

卵巢上皮癌的病因不清,难以预防。但若能积极采取措施对高危人群严密监测随访,早期诊治可改善预后。

(1)高危人群严密监测:40 岁以上妇女每年应行妇科检查;高危人群每半年检查一次,早期发现或排除卵巢肿瘤。若配合超声检查、CA125 检测等则更好。

(2)早期诊断及处理:卵巢实性肿瘤或囊肿直径>5 cm 者,应及时手术切除。重视青春期前、绝经后或生育年龄口服避孕药的妇女发现卵巢肿大,应及时明确诊断。盆腔肿块诊断不清或治疗无效者,应及早行腹腔镜检查或剖腹探查,早期诊治。

(3)乳癌和胃肠癌的女性患者，治疗后应严密随访，定期做妇科检查，确定有无卵巢转移癌。

(4)家族史和基因检测是临床医师决定是否行预防性卵巢切除的主要考虑因素，基因检测是最关键的因素。对 BRCA1(+)的 HOCS 家族成员行预防性卵巢切除是合理的。

三、卵巢生殖细胞肿瘤

卵巢生殖细胞肿瘤是指来源于胚胎性腺的原始生殖细胞而具有不同组织学特征的一组肿瘤，其发病率仅次于上皮性肿瘤，多发生于年轻的妇女及幼女，绝经后仅占 4%。卵巢恶性生殖细胞肿瘤恶性程度大，死亡率高。由于找到有效的化疗方案，使其预后大为改观。卵巢恶性生殖细胞肿瘤的存活率分别由过去的 10%提高到目前 90%，大部分患者可行保留生育功能的治疗。

(一)病理分类

1.畸胎瘤

由多胚层组织结构组成的肿瘤，偶见含一个胚层成分。肿瘤组织多数成熟，少数未成熟；多数为囊性，少数为实性。肿瘤的良、恶性及恶性程度取决于组织分化程度，而不决定于肿瘤质地。

(1)成熟畸胎瘤：又称皮样囊肿，属良性肿瘤，占卵巢肿瘤的 10%～20%，占生殖细胞肿瘤的 85%～97%，占畸胎瘤的 95%以上。可发生于任何年龄，以 20～40 岁居多。多为单侧，双侧占 10%～17%。中等大小，呈圆形或卵圆形，壁光滑、质韧。多为单房，腔内充满油脂和毛发，有时可见牙齿或骨质。囊壁内层为复层鳞状上皮，壁上常见小丘样隆起向腔内突出称“头节”。肿瘤可含外、中、内胚层组织。偶见向单一胚层分化，形成高度特异性畸胎瘤，如卵巢甲状腺肿，分泌甲状腺激素，甚至引起甲亢。成熟囊性畸胎瘤恶变率为 2%～4%，多见于绝经后妇女；“头节”的上皮易恶变，形成鳞状细胞癌，预后较差。

(2)未成熟畸胎瘤：属恶性肿瘤，含 2～3 胚层，占卵巢畸胎瘤 1%～3%。肿瘤由分化程度不同的未成熟胚胎组织构成，主要为原始神经组织。多见于年轻患者，平均年龄 11～19 岁。肿瘤多为实性，可有囊性区域。肿瘤的恶性程度根据未成熟组织所占比例、分化程度及神经上皮含量而定。该肿瘤的复发及转移率均高，但复发后再次手术可见未成熟肿瘤组织具有向成熟转化的特点，即恶性程度的逆转现象。

2.无性细胞瘤

无性细胞瘤为中度恶性的实性肿瘤，占卵巢恶性肿瘤的 5%。好发于青春期及生育期妇女，单侧居多，右侧多于左侧。肿瘤为圆形或椭圆形，中等大，实性，触之如橡皮样。表面光滑或呈分叶状。切面淡棕色，镜下见圆形或多角形大细胞，细胞核大，胞质丰富，瘤细胞呈片状或条索状排列，有少量纤维组织相隔，间质中常有淋巴细胞浸润。对放疗特别敏感，纯无性细胞瘤的5年存活率可达90％。混合型(含绒癌，内胚窦成分)预后差。

3.卵黄囊瘤

来源于胚外结构卵黄囊，其组织结构与大鼠胎盘的内胚窦特殊血管周围结构(Schiller-Dural小体)相似，又名内胚窦瘤。卵黄囊瘤占卵巢恶性肿瘤1％，但是恶性生殖细胞肿瘤的常见类型，其恶性程度高，常见于儿童及年轻妇女。多为单侧，肿瘤较大，圆形或卵圆形。切面部分囊性，组织质脆，多有出血坏死区，呈灰红或灰黄色，易破裂。镜下见疏松网状和内皮窦样结构。瘤细胞扁平、立方、柱状或多角形，产生AFP，故患者血清AFP浓度很高，其浓度与肿瘤消长相关，是诊断及治疗监测时的重要标志物。肿瘤生长迅速，易早期转移，预后差，既往平均生存期仅1年，现经手术及联合化疗后，生存期明显延长。

4.胚胎癌

胚胎癌是一种未分化并具有多种分化潜能的恶性生殖细胞肿瘤。极少见，发生率占卵巢恶性生殖细胞瘤的5％以下。胚胎癌具有向胚体方向分化的潜能，可形成不同程度分化的畸胎瘤；向胚外方向分化则形成卵黄囊结构或滋养细胞结构。形态上与睾丸的胚胎癌相似，但发生在卵巢的纯型胚胎癌远较在睾丸少见，其原因尚不明。肿瘤体积较大，有包膜，质软，常伴出血、梗死和包膜破裂。切面为实性，灰白色，略呈颗粒状；与其他生殖细胞瘤合并存在时，则依所含的成分和占的比例不同呈现出杂色多彩状，囊性变和出血坏死多见。瘤组织由较原始的多角形细胞聚集形成的实性上皮样片块和细胞巢与原始幼稚的黏液样间质构成。肿瘤细胞和细胞核的异型性突出，可见瘤巨细胞。在稍许分化的区域，瘤细胞有形成裂隙和乳头的倾向，细胞略呈立方或柱状上皮样，但不形成明确的腺管。胚胎癌具有局部侵袭性强、播散广泛及早期转移的特性；转移的途径早期经淋巴管，晚期合并血行播散。

5.绒癌

原发性卵巢绒癌也称为卵巢非妊娠性绒癌，是由卵巢生殖细胞中的多潜能细胞向胚外结构(滋养细胞或卵黄囊等)发展而来的一种恶性程度极高的卵巢肿瘤，它可分为单纯型或混合型。混合型，即除绒癌成分外，还同时合并存在其他恶性生殖细胞肿瘤，如未成熟畸胎瘤、卵黄囊瘤、胚胎癌及无性细胞瘤等。原发卵巢绒癌多见的是混合型，单纯型极为少见。妊娠性绒癌一般不合并其他恶性生殖细胞肿瘤。典型的肿瘤体积较大，单侧，实性，质软，出血坏死明显。镜下形态如同子宫绒癌，由细胞滋养细胞和合体滋养细胞构成。因其他生殖细胞肿瘤特别是胚胎性癌常有不等量的合体细胞，诊断必须同时具备两种滋养细胞。非妊娠性绒癌预后较妊娠性绒癌差，治疗效果不好，病情发展快，短期内即死亡。

（二）诊断

卵巢恶性生殖细胞肿瘤在临床表现方面具有一些特点。如发病年龄轻，肿瘤较大，肿瘤志记物异常，很易产生腹水，病程发展快等。若能注意到这些肿瘤的特点，诊断并不难。特别是血清 AFP 和人绒毛膜促性腺激素（HCG）的检测可以起到明确诊断的作用。卵黄囊瘤可以合成 AFP，卵巢绒癌可分泌 HCG，这些都是很特异的肿瘤标志物。血清 AFP 和 HCG 的动态变化与癌瘤病情的好转和恶化是一致的，临床完全缓解的患者其血清 AFP 或 HCG 值轻度升高也预示癌瘤的残存或复发。虽然血清 AFP 和 HCG 的检测对卵巢内胚窦瘤和卵巢绒癌有明确诊断的意义，但卵巢恶性生殖细胞肿瘤的最后确诊还是依靠组织病理学的诊断。

（三）治疗

1.良性生殖细胞肿瘤

单侧肿瘤应行卵巢肿瘤剥除或患侧附件切除术；双侧肿瘤争取行卵巢肿瘤剥除术；围绝经期妇女可考虑行全子宫双附件切除术。

2.恶性生殖细胞肿瘤

（1）手术治疗：由于绝大部分恶性生殖细胞肿瘤患者是希望生育的年轻女性，常为单侧卵巢发病，即使复发也很少累及对侧卵巢和子宫，更为重要的是卵巢恶性生殖细胞肿瘤对化疗十分敏感。因此，手术的基本原则是无论期别早晚，只要对侧卵巢和子宫未受肿瘤累及，均应行保留生育功能的手术，即仅切除患侧附件，同时行全面分期探查术。对于复发的卵巢生殖细胞仍主张积极手术。

（2）化疗：恶性生殖细胞肿瘤对化疗十分敏感。根据肿瘤分期、类型和肿瘤标记物的水平，术后可采用 3～6 个疗程的联合化疗。常用化疗方案见表 3-5。

表 3-5　卵巢恶性生殖细胞肿瘤常用联合化疗方案

方案	药物	剂量及方法	疗程间隔（周）
PEB	顺铂（P）	30～35 mg/(m^2·d)，静脉滴注，第 1～3 天	3
	依托泊苷（E）	100 mg/(m^2·d)，静脉滴注，第 1～3 天	

续表

方案	药物	剂量及方法	疗程间隔(周)
PVB	博来霉素(B)	30 mg/w,肌内注射(化疗第2天开始)	3
	顺铂(P)	30～35 mg/(m^2·d),静脉滴注,第1～3天	
	长春新碱(V)	1～1.5 mg/m^2(2 mg)静脉注射,第1～2天	
VAC	博来霉素(B)	30 mg/w,肌内注射(化疗第2天开始)	4
	长春新碱(V)	1～1.5 mg/m^2(最大2 mg)静脉注射,第1天	
	放线菌素D(A)	5～7 mg/(kg·d),静脉滴注,第2～6天	
	环磷酰胺(C)	5～7 mg/(kg·d),静脉滴注,第2～6天	

(3)放疗:为手术和化疗的辅助治疗。无性细胞瘤对放疗最敏感,但由于无性细胞瘤的患者多年轻,要求保留生育功能,目前放疗已较少应用。对复发的无性细胞瘤,放疗仍能取得较好疗效。

四、卵巢性索间质肿瘤

卵巢性索间质肿瘤来源于原始性腺中的性索及间质组织,占卵巢肿瘤的4.3%～6%。在胚胎正常发育过程中,原始性腺中的性索组织,在男性将演变成睾丸曲细精管的支持细胞,在女性将演变成卵巢的颗粒细胞;而原始性腺中的特殊间叶组织将演化为男性睾丸的间质细胞及女性卵巢的泡膜细胞。卵巢性索间质肿瘤即是由上述性索组织或特殊的间叶组织演化而形成的肿瘤,它们仍保留了原来各自的分化特性。肿瘤可由单一细胞构成,如颗粒细胞瘤、泡膜细胞瘤、支持细胞瘤、间质细胞瘤;肿瘤亦可由不同细胞组合形成,当含两种细胞成分时,可以形成颗粒-泡膜细胞瘤,支持-间质细胞瘤;而当肿瘤含有上述4种细胞成分时,此种性索间质肿瘤称为两性母细胞瘤。许多类型的性索间质肿瘤能分泌类固醇激素,临床出现内分泌失调症状,但是肿瘤的诊断依据是肿瘤特有的病理形态,临床内分泌紊乱和激素水平异常仅能做参考。

(一)病理分类和临床表现

1.颗粒细胞-间质细胞瘤

由性索的颗粒细胞及间质的衍生成分如成纤维细胞及卵泡膜细胞组成。

(1)颗粒细胞瘤:在病理上颗粒细胞瘤分为成人型和幼年型两种。95%的颗粒细胞瘤为成人型,属低度恶性的肿瘤,可发生于任何年龄,高峰为45～55岁。肿瘤能分泌雌激素,故有女性化作用。青春期前患者可出现假性性早熟,生育年龄患者出现月经紊乱,绝经后患者则有不规则阴道流血,常合并子宫内膜增生过长，甚至发生腺癌。肿瘤多为单侧，圆形或椭圆形，呈分叶状，表面光滑，实性或部分囊性；切面组织脆而软，伴出血坏死灶。镜下见颗粒细胞环绕成小圆形囊腔，菊花样排列、中心含嗜伊红物质及核碎片(Call-Exner 小体)。瘤细胞呈小多边形，偶呈圆形或圆柱形，胞质嗜淡伊红或中性，细胞膜界限不清，核圆，核膜清楚。预后较好，5 年生存率达 80%以上，但有远期复发倾向。幼年型颗粒细胞瘤罕见，仅占 5%，是一种恶性程度极高的卵巢肿瘤。主要发生在青少年，98%为单侧。镜下呈卵泡样，缺乏核纵沟，胞质丰富，核分裂更活跃，极少含 Call-Exner 小体，10%～15%呈重度异型性。

(2)卵泡膜细胞瘤：为有内分泌功能的卵巢实性肿瘤，因能分泌雌激素，故有女性化作用。常与颗粒细胞瘤合并存在，但也有纯卵泡膜细胞瘤。为良性肿瘤，多为单侧，圆形、卵圆形或分叶状，表面被覆薄的有光泽的纤维包膜。切面为实性，灰白色。镜下见瘤细胞短梭形，胞质富含脂质，细胞交错排列呈漩涡状。瘤细胞团为结缔组织分隔。常合并子宫内膜增生过长，甚至子宫内膜癌。恶性卵泡膜细胞瘤较少见，可直接浸润邻近组织，并发生远处转移。其预后较一般卵巢癌为佳。

(3)纤维瘤：为较常见的良性肿瘤，占卵巢肿瘤的 2%～5%，多见于中年妇女，单侧居多，中等大小，表面光滑或结节状，切面灰白色，实性、坚硬。镜下见由梭形瘤细胞组成，排列呈编织状。偶见患者伴有腹水或胸腔积液，称梅格斯综合征，腹水经淋巴或横膈至胸腔，右侧横膈淋巴丰富，故多见右侧胸腔积液。手术切除肿瘤后，胸腔积液、腹水自行消失。

2.支持细胞-间质细胞瘤

支持细胞-间质细胞瘤又称睾丸母细胞瘤，罕见，多发生在 40 岁以下妇女。单侧居多，通常较小，可局限在卵巢门区或皮质区，实性，表面光滑而滑润，有时呈分叶状，切面灰白色伴囊性变，囊内壁光滑，含血性浆液或黏液。镜下见不同分化程度的支持细胞及间质细胞。高分化者属良性，中低分化为恶性，具有男性化作用；少数无内分泌功能呈现女性化，雌激素可由瘤细胞直接分泌或由雄激素转化而来。10%～30%呈恶性行为，5 年生存率为 70%～90%。

(二)治疗

1.良性的性索间质肿瘤

年轻妇女患单侧肿瘤，应行卵巢肿瘤剥除或患侧附件切除术；双侧肿瘤争取行卵巢肿瘤剥除术；围绝经期妇女可考虑行全子宫双附件切除术。卵巢纤维瘤、卵泡膜细胞瘤和硬化性间质瘤是良性的，可按上述处理。

2.恶性的性索间质肿瘤

颗粒细胞瘤、间质细胞瘤、环管状性索间质瘤是低度或潜在恶性的。Ⅰ期的卵巢性索间质肿瘤希望生育的年轻患者，可考虑行患侧附件切除术，保留生育功能，但应进行全面细致的手术病理分期；不希望生育者应行全子宫双附件切除术和确定分期手术。晚期肿瘤应采用肿瘤细胞减灭术。与上皮性卵巢癌不同，对于复发的性索间质肿瘤仍主张积极手术。术后辅助治疗并没有公认有效的方案。以铂类为基础的多药联合化疗可作为术后辅助治疗的选择，尤其是晚期和复发患者的治疗。常用方案为 TC、PAC、PEB、PVB，一般化疗 6 个疗程。本瘤有晚期复发的特点，应长期随诊。

五、卵巢转移性肿瘤

体内任何部位原发性癌均可能转移到卵巢，乳腺、肠、胃、生殖道、泌尿道等是常见的原发肿瘤器官。库肯勃瘤，即印戒细胞癌，是一种特殊的转移性腺癌，原发部位在胃肠道，肿瘤为双侧性，中等大，多保持卵巢原状或呈肾形。一般无粘连，切面实性，胶质样。镜下见典型的印戒细胞，能产生黏液，周围是结缔组织或黏液瘤性间质。

卵巢转移瘤的处理取决于原发灶的部位和治疗情况，需要多学科协作，共同诊治。治疗的原则是有效地缓解和控制症状。如原发瘤已经切除且无其他转移和复发迹象，卵巢转移瘤仅局限于盆腔，可采用原发性卵巢恶性肿瘤的手术方法，尽可能切除盆腔转移瘤，术后应按照原发瘤进行辅助治疗。大部分卵巢转移性肿瘤的治疗效果不好，预后很差。

第四节　输卵管肿瘤

一、输卵管良性肿瘤

输卵管肿瘤占女性生殖系统肿瘤的 0.5%～1.1%，其中良性肿瘤罕见。来源于副中肾管或中肾管。大致可分为以下几类。①上皮细胞肿瘤：腺瘤、乳头瘤；②内皮细胞肿瘤：血管瘤、淋巴管瘤；③间皮细胞肿瘤：平滑肌瘤、脂肪瘤、软骨瘤、骨瘤；④混合性畸胎瘤：囊性畸胎瘤。

(一)输卵管腺瘤样瘤

输卵管腺瘤样瘤为最常见的一种输卵管良性肿瘤。以生育期年龄妇女为多见。80%以上伴有子宫肌瘤,未见恶变报道。腺瘤样瘤由 Golden 和 Ash 于 1945 年首先报道并命名,它的组织发生一直有争议,近几年的免疫组化和超微结构研究均支持肿瘤起源于多能性间叶细胞。

输卵管良性肿瘤无特异症状,多数患者是以其并发疾病如子宫肌瘤,慢性输卵管炎的症状而就诊,易被其他疾病所蒙蔽,临床极少有确诊病例,常在妇科手术时无意中被发现者居多,造成大体标本检查易忽略而漏诊,导致检出率低。肿瘤体积较小,直径 1～3 cm,位于输卵管肌壁或浆膜下。大体形态为实性,灰白色或灰黄色,与周围组织有分界,但无包膜。镜下可见紧密排列的腺体,呈隧道样、微囊样或血管瘤样结构,被覆低柱状上皮,核分裂象罕见。间质由纤维、弹力纤维及平滑肌组成。肿瘤可以浸润性的方式生长到管腔皱襞的支持间质中去。诊断有困难时组织化学和免疫组化可帮助诊断,AB 阳性,CK、Vim、SMA、Calretinin阳性即可确诊。治疗为手术切除患侧输卵管。预后良好。

(二)输卵管乳头状瘤

输卵管乳头状瘤多发生于生育期妇女,与输卵管积水并发率较高,偶尔亦与输卵管结核或淋病并存。

肿瘤直径一般 1～2 cm。一般生长在输卵管黏膜,突向管腔,呈疣状或菜花状,剖面见肿瘤自输卵管黏膜长出。镜下典型特点:见乳头结构,大小不等,表面被覆无纤毛细胞或少数纤毛细胞,细胞扁平,立方或柱形,核有中等程度的多形性但是核分裂象很少见,组织学上需要将这种良性病变与输卵管腺癌进行鉴别。输卵管周围及管壁内可见少量的嗜碱性粒细胞和淋巴细胞为主的炎症细胞浸润。

肿瘤早期无症状,患者常常合并输卵管周围炎,常因不孕、腹痛等原因就诊,随肿瘤发展逐渐出现阴道排液,无臭味,合并感染时呈脓性。管腔内液体经输卵管伞端流向腹腔即形成盆腔积液,当有多量液体向阴道排出时,可出现腹部绞痛。盆腔检查可触及附件形成的肿块,超声检查和腹腔镜可协助诊断,但最后诊断有赖于病理检查。治疗为手术切除患侧输卵管,如有恶变者按输卵管癌处理。

(三)输卵管息肉

输卵管息肉可发生于生育年龄和绝经后,一般无症状,多在不孕患者行检查时发现。输卵管息肉的发生不明,多位于输卵管腔内,与正常黏膜上皮有连续,镜下可无炎症证据。宫腔镜检查和子宫输卵管造影均可发现,但前者优于后者。乳头瘤和息肉的鉴别是前者具有乳头结构。

(四)输卵管平滑肌瘤

较少见。查阅近年国内外文献共报道 20 例左右。输卵管平滑肌瘤的发生与胃肠道平滑肌瘤相似,而与雌激素无关。同子宫平滑肌瘤,亦可发生退行性病变。临床上常无症状,多在行其他手术时偶尔发现。肿瘤较小,单个,实质,表面光滑。肿瘤较大时可压迫管腔而致不育及输卵管妊娠,亦可引起输卵管扭转而发生腹痛。处理可手术切除患侧输卵管。

(五)输卵管成熟性畸胎瘤

比恶性畸胎瘤还少见。文献上仅有少数病例报道,大多数为良性,其来源于副中肾管或中肾管,认为可能是胚胎早期,生殖细胞移行至卵巢的过程中,在输卵管区而形成。一般病变多为单侧,双侧少见,常位于输卵管峡部或壶腹部,以囊性为主,少数为实性病变,少数位于输卵管肌层内或缚于浆膜层,肿瘤体积一般较小,1～2 cm,也有直径达 10～20 cm 者,镜下同卵巢畸胎瘤所见,可含有 3 个胚层成熟成分。

患者年龄一般在 21～60 岁。常见症状为盆腔或下腹部疼痛、痛经、月经不规则及绝经后流血,由于无典型的临床症状或无症状,因此术前很难做出诊断。输卵管畸胎瘤可合并输卵管妊娠,治疗仅行肿瘤切除或输卵管切除。

(六)输卵管血管瘤

罕见。有学者认为女性性激素与血管瘤有关。但一般认为在输卵管内的扩张海绵样血管是由于扭转、损伤或炎症引起。

血管瘤一般较小。肿瘤位于浆膜下肌层内,分界不清,可见很多不规则小血管空隙,上覆扁平内皮细胞。血管被疏松结缔组织及管壁平滑肌纤维分隔。临床通常无症状,常在行其他手术时发现,偶可因血管瘤破裂出血而引起腹痛。处理可做患侧输卵管切除术。

二、输卵管恶性肿瘤

(一)原发性输卵管癌

原发性输卵管癌是少见的女性生殖道恶性肿瘤。发病高峰年龄为 52～57 岁,超过 60%的输卵管癌发生于绝经后妇女,占妇科恶性肿瘤的 0.1%～1.8%。在美国每年的发病率 3.6/10 万。其发生率排列于子宫颈癌、卵巢癌、宫体癌、外阴癌和阴道癌之后居末位。在临床上常容易与卵巢癌发生混淆，而造成临床和病理诊断上的困难。子宫与输卵管皆起源于副中肾管，原发性输卵管癌由于早期诊断困难，其5年生存率一直较低，过去仅为5%左右。目前随着治疗措施的改进，生存率为50%左右。

肉眼所见的原发性输卵管癌与卵巢癌的比例在1∶50左右。最近，上皮性卵巢癌的卵巢外起源学说认为输卵管浆液性癌可能是卵巢高级别浆液性癌的先期病变，所谓的“原发性”上皮性浆液性卵巢癌很可能是原发性输卵管癌的继发性种植病变。很多卵巢高级别浆液性癌病例经严格标准的输卵管病理取材，可见到输卵管上皮内癌或早期癌病变。临床上见到的单纯输卵管癌可能是由于输卵管炎症粘连阻碍了输卵管癌播散形成浆液性卵巢癌。因此，输卵管癌的真正发病率可能远高于传统概念上的数字，预计将来输卵管癌和卵巢癌的诊断及分期病理标准可能将会发生变化。

1.病因

病因不明，慢性输卵管炎通常与输卵管癌并存，多数学者认为慢性炎症刺激可能是原发的诱因。由于慢性输卵管炎患者相当多见，而原发输卵管癌患者却十分罕见，因此两者是否有病因学联系尚不清楚。另外，患输卵管结核者有时亦与输卵管癌并存，这是否由于在输卵管结核基础上，上皮过度增生而导致恶变，但两者并发率不高。此外，遗传因素可能在输卵管癌的病因中扮演着重要角色，输卵管癌可能是遗传性乳腺癌-卵巢癌综合征的一部分。输卵管癌患者易并发乳腺癌、卵巢癌等其他妇科肿瘤，发病年龄及不孕等一些特点也与卵巢癌、子宫内膜癌相似，故认为其病因可能与卵巢癌、子宫内膜癌的一些致病因素相关。

2.病理

(1)巨检：一般为单侧，双侧占10%～26%。病灶多见于输卵管壶腹部，其次为伞端。早期输卵管外观可正常，多表现为输卵管增粗，直径在5～10 cm，类似输卵管积水、积脓或输卵管卵巢囊肿，局部呈结节状肿大，形状不规则呈腊肠样，病灶可呈局限性结节状向管腔中生长，随病程的进展向输卵管伞端蔓延，管壁变薄，伞端常闭锁。剖面上可见输卵管腔内有灰白色乳头状或菜花状组织，质脆，可有坏死团块。晚期癌内有肿瘤组织可由伞端突出于管口外。亦可穿出浆膜面。当侵入卵巢时能产生肿块，与输卵管卵巢炎块相似，常合并有继发感染或坏死，腔内容物呈浑浊脓性液体。

(2)显微镜检查：90%以上的输卵管癌是乳头状腺癌，其中50%为浆液性癌。其他类型包括透明细胞癌、子宫内膜样癌、鳞癌、腺鳞癌、黏液癌等。其组织病理分级如下。

Gx:组织分级无法评估;G_1:高分化(乳头状);G_2:中分化(乳头状-囊泡状);G_3:低分化(囊泡状-髓样)。

3.组织学分型

可分3级。

Ⅰ级(即乳头状癌):肿瘤分化较好,呈分枝乳头状,乳头覆以单层或多层异型上皮,呈柱状或立方状,细胞大小不等,核浓染,核分裂象少见。通常癌组织从输卵管壁呈乳头状向管腔内生长。乳头轴心为多少不等的血管纤维组织,较少侵犯输卵管肌层。可见到正常黏膜上皮和癌组织过渡形态。因而有学者将其称为原位癌,此型癌为临床预后最好的类型。

Ⅱ级(即乳头状腺癌):分化程度较乳头状癌低,癌组织形成乳头或腺管状结构。癌细胞异型间变明显,核分裂象增多,常侵犯输卵管壁。

Ⅲ级(即腺泡状髓样癌):分化程度最差。癌细胞排列成实性条索或片块状,某些区域呈腺泡状结构。癌细胞间变及异型性明显,可出现巨细胞。核分裂象多见,并易见病理性核分裂象。管壁明显浸润,常侵犯淋巴管,临床预后差。

4.转移途径

原发性输卵管癌的转移方式主要有3种方式,血行转移较少见。

(1)直接扩散:癌细胞可经过输卵管伞端口或直接穿过管壁而蔓延到腹腔、卵巢、肝脏、大网膜等处。经过输卵管子宫口蔓延到子宫腔,甚至到对侧输卵管。穿透输卵管浆膜层扩散到盆腔及邻近器官。

(2)淋巴转移:近年来已注意到淋巴结转移的重要性。输卵管癌可循髂部、腰部淋巴结至腹主动脉旁淋巴结,亦常见转移至大网膜。因子宫及卵巢与输卵管间有密切的淋巴管沟通,故常被累及。偶亦可见沿阔韧带及腹股沟淋巴结。淋巴结是复发病灶最常见的部位。癌细胞充塞输卵管的淋巴管后,淋巴回流将癌细胞带到对侧输卵管形成双侧输卵管癌。

(3)血性转移:晚期癌症患者可通过血行转移至肺、脑、肝、肾、骨等器官。

5.诊断

(1)根据病史。

发病年龄:原发性输卵管癌2/3发生于绝经期后,以40~60岁的妇女多见。其发病年龄高于宫颈癌,低于外阴癌而与卵巢上皮癌和子宫内膜癌相近。Peters和Eddy报道的输卵管癌的发病年龄分别为36~84岁和21~85岁。

不育史:原发性输卵管癌患者的不育率比一般妇女要高,1/3~1/2病例有原发或继发不育史。

(2)根据临床表现。

临床上常表现为阴道排液、腹痛、盆腔包块,即所谓输卵管癌“三联症”。在临床上表现为这种典型的“三联症”患者并不多见,约占11%。输卵管癌的症状及体征常不典型或早期无症状,故易被忽视而延误诊断。

阴道排液或阴道流血:阴道排液是输卵管癌最常见且具有特征性的症状。其排泄液为浆液性稀薄黄水,有时呈粉红色血清血液性,排液量多少不一,一般无气味。液体可能由于输卵管上皮在癌组织刺激下所产生的渗液,由于输卵管伞端闭锁或被肿瘤组织阻塞而通过宫腔从阴道排出。当输卵管癌有坏死或浸润血管时,可产生阴道流血。水样阴道分泌物占主诉的第三位,分泌物多时个别患者误认为尿失禁而就医。有时白带色黄类似琥珀色(个别患者在输卵管黏膜内含有较多胆固醇,但胆固醇致白带色黄的机制不清),有时为血水样或较黏稠。

下腹疼痛:为输卵管癌的常见症状,约有半数患者发生。多发生在患侧,常表现为阵发性、间歇性钝痛或绞痛。阴道排出水样或血样液体,疼痛可缓解。经过一阶段后逐渐加剧而呈痉挛性绞痛。其发生的机制可能是在癌肿发展的过程中,管腔伞端被肿瘤堵塞,输卵管腔内容物潴留增多,内压增加,引起输卵管蠕动增加,克服输卵管部分梗死将积液排出。

下腹部或盆腔肿块:妇科检查时可扪及肿块,亦有患者自己能扪及下腹部肿块,但很少见。肿块可为癌肿本身,也可为并发的输卵管积水或广泛盆腔粘连形成的包块。常位于子宫的一侧或后方,活动受限或固定不动。

外溢性输卵管积液:即患者经阴道大量排液后,疼痛减轻,盆腔包块缩小或消失的临床表现,但不常见。当管腔被肿瘤堵塞,分泌物淤积至一定程度,引起大量的阴道排液,随之管腔内压力减少,腹痛减轻,肿块缩小。由于输卵管积水的病例也可出现此现象,因此该症状的出现对关注输卵管疾病有价值,但并不是输卵管癌的特异症状。

腹水:较少见,约10%的病例伴有腹水。其来源有二:①管腔内积液经输卵管伞端开口流入腹腔;②因癌瘤种植于腹膜而产生腹水。

其他:当输卵管癌肿增大或压迫附近器官或癌肿广泛转移时可出现腹胀、尿频、肠功能紊乱及腰骶部疼痛等,晚期可出现腹水及恶病质。

(3)根据辅助检查手段。

细胞学检查:若阴道脱落细胞内找到癌细胞,特别是腺癌细胞,而宫颈及子宫内膜检查又排除癌症存在者,则应考虑输卵管癌的诊断。但按文献报道阴道脱落细胞的阳性率都较低，在50%以下，其原因可能是因为腺癌细胞在脱落和排出的过程中易被破坏变形，也可能与取片方式有关。对于有大量阴道排液的患者，癌细胞可能被排出液冲走，导致细胞学阴性，需重复涂片检查。可行阴道后穹隆穿刺和宫腔吸出液的细胞学检查，亦可用子宫帽或月经杯收集排出液，增加阳性率，以提高输卵管恶性肿瘤的诊断。当肿瘤穿破浆膜层或有盆腹腔扩散时可在腹水或腹腔冲洗液中找到恶性细胞。

子宫内膜检查：黏膜下子宫肌瘤、子宫内膜癌、宫体癌、宫颈癌均可出现阴道排液增多的症状，因此宫腔探查及全面的分段诊刮很必要。若宫腔探查未发现异常，颈管及子宫内膜病理检查阴性，则应想到输卵管癌的可能。若内膜检查发现癌灶，虽然首先考虑子宫内膜癌，但亦不能排除输卵管癌向宫腔转移的可能。

宫腔镜及腹腔镜检查：通过宫腔镜检查，可观察子宫内膜情况的同时，还可以看到输卵管开口，并吸取液体做脱落细胞学检查；通过腹腔镜检查可直接观察输卵管及卵巢情况，对可疑的病例，可通过腹腔镜检查以明确诊断，早期输卵管癌可见到输卵管增粗，如癌灶已穿破输卵管管壁或已转移至周围脏器，并伴有粘连，则不易与卵巢癌鉴别。

B超检查及CT扫描：B超检查是常用的辅助诊断方法，B超及CT扫描均可确定肿块的部位、大小、形状和有无腹水，并了解盆腔其他脏器及腹膜后淋巴结有无转移的情况。

血清CA125测定：到目前为止，CA125是输卵管癌仅有的较有意义的肿瘤标志物，CA125可作为诊断和随诊原发性输卵管癌的指标。亦有报道CA125结果阳性的病例术后临床分期均为Ⅲ、Ⅳ期，术后一周检查CA125值明显降低，甚至达正常范围，提示CA125可能对中、晚期输卵管癌术后监测有参考意义，并对预后判断有指导意义。

子宫输卵管碘油造影：对输卵管恶性肿瘤的诊断有一定的价值，但有引起癌细胞扩散的危险，也难以区分输卵管肿瘤、积水、炎症，故一般不宜采用。

(4)根据鉴别诊断。

继发性输卵管癌：要点有以下3点：①原发性输卵管癌的病灶，大部分存在于输卵管的黏膜层，继发性输卵管癌的黏膜上皮基本完整而病灶主要在间质内；②原发性输卵管癌大多数都能看出乳头状结构，肌层癌灶多为散在病灶；③原发性输卵管癌的早期癌变处可找到正常上皮到癌变的过渡形态。

附件炎性肿块：输卵管积水或输卵管卵巢囊肿都可表现为活动受限的附件囊性包块，在盆腔检查时很难与原发性输卵管癌区分并且两者均有不孕史，如患者年龄偏大，且有阴道排液，则应要考虑输卵管癌，并进一步作各项辅助检查，以协助诊断。

卵巢肿瘤：无输卵管癌的典型症状，输卵管癌多表现为阴道排液，而卵巢癌常为不规则阴道流血。盆腔检查时，卵巢良性肿瘤一般可活动，而输卵管癌的肿块多固定；卵巢癌表面常有结节感，若伴有腹水者多考虑卵巢癌，还可辅以B超及CT等检查以协助鉴别。

子宫内膜癌：多以不规则阴道流血为主诉，可因有阴道排液而与输卵管恶性肿瘤相混淆。通过诊刮病理以鉴别。

6.治疗

输卵管癌的治疗原则应与卵巢癌一致，即进行手术分期、肿瘤细胞减灭术、术后辅助治疗等。至于早期患者是否应行淋巴结清扫术，现仍有争议。输卵管癌的治疗以手术治疗为主，化学治疗等为辅的原则，应强调首次治疗的彻底性。

(1)手术治疗：彻底的手术切除是输卵管癌最根本的治疗方法。手术原则应同于上皮性卵巢癌。早期患者行全面的分期手术，包括全子宫、双侧附件、大网膜切除和腹膜后淋巴结清扫；晚期病例行肿瘤细胞减灭术，手术时应该尽可能切净原发病灶及其转移病灶。由于输卵管癌的播散方式与卵巢癌相同，即盆腹腔的局部蔓延和淋巴结转移。输卵管癌的双侧发生率为17%～26%，子宫及卵巢转移常见，盆腹膜转移率高，故手术应该采用正中切口，进行以下操作：仔细评估整个盆、腹腔，全面了解肿瘤的范围；全子宫切除，两侧输卵管卵巢切除；盆腔、腹主动脉旁淋巴结取样；横结肠下大网膜切除；腹腔冲洗；任何可疑部位活检，包括腹腔和盆腔腹膜。

早期输卵管癌的处理如下。①原位癌的处理：患者手术治疗如前所述范围切除肿瘤。输卵管原位癌手术切除后不提倡辅助治疗。②FIGOⅠ期、FIGOⅡ期的处理：此期患者应该进行手术分期。若最终的组织学诊断为腺癌原位癌或Ⅰ期，分化Ⅰ级，手术后不必辅助化疗。其他患者，应该考虑以铂类为基础的化疗。偶然发现的输卵管癌(患者术前诊断为良性疾病，术后组织学诊断含有恶性成分)应该再次手术分期，若有残留病灶，要尽可能行细胞减灭术，患者应该接受以铂类为基础的化疗。

晚期输卵管癌的处理如下。①FIGOⅢ期的处理：除非另有论述，所有输卵管癌都指腺癌，和卵巢癌类似，应该采用以铂类为基础的化疗。患者接受减灭术后应该行以铂类为基础的化疗。若患者初次诊断时因为医学禁忌证而未行理想的减灭术，应该接受以铂类为基础的化疗，然后再重新评估。化疗3个周期以后，再次评估时可以考虑二次探查，如有残留病灶，应该行二次细胞减灭术。然而，这种治疗未经任何前瞻性研究证实。②FIGOⅣ期的处理：患者若有远处转移，必须有原发病灶的组织学证据。手术时应尽可能切除肿瘤病灶，如果有胸膜渗出的症状，术前要抽胸腔积液。患者如果情况足够好，像卵巢癌那样，应该接受以铂类为基础的化疗。其他患者情况不能耐受化疗，应该对症治疗。

保留生育功能的手术：少数情况下，患者年轻、希望保留生育功能，只有在分期为原位癌的情况下，经过仔细评估和充分讨论，可以考虑保守性手术。然而，如果双侧输卵管受累的可能性很大，则不提倡保守性手术。确诊的癌症，不考虑保守手术。

(2)化疗：化疗应与手术治疗紧密配合，是主要的术后辅助治疗，输卵管癌的化疗与卵巢癌相似。紫杉醇和铂类联合化疗在卵巢癌的成功应用现在也用于输卵管癌的化疗。很多回顾性分析提示，对于相同的组织学类型，这个方案的疗效优于烷化剂和铂类的联合。因此，目前紫杉醇和铂类联合的化疗方案是治疗输卵管癌的一线用药。

(3)内分泌治疗：由于输卵管上皮源于副中肾管，对卵巢激素有反应，所以可用激素药物治疗。若输卵管癌肿瘤中含有雌、孕激素受体，可应用抗雌激素药物如他莫昔芬及长期避孕激素如己酸孕酮、甲羟孕酮等治疗。但目前对激素的治疗作用还没得到充分的肯定。

(4)放疗：放疗仅作为输卵管癌的综合治疗的一种手段，一般以体外放射为主。对术时腹水内找到癌细胞者，可在腹腔内注入^{32}P。对于Ⅱ、Ⅲ期手术无肉眼残留病灶，腹水或腹腔冲洗液细胞学阴性，淋巴结无转移者，术后可辅以全腹加盆腔放疗或腹腔内同位素治疗。对不能切除的肿瘤患者，放疗可使癌块缩小，粘连松动，以便争取获得再次手术机会，但残留病灶者效果不及术后辅助化疗。盆腔照射量不应低于 5 000～6 000 cGy/4～6 w；全腹照射剂量不超过 3 000 cGy/5～6 w。有学者认为在外照射后再应用放射性胶体^{32}P 则效果更好。在放疗后可应用化疗维持。

(5)复发的治疗：在综合治疗后的随诊过程中，如出现局部盆腔复发或原有未切除的残留癌灶经化疗后可考虑第二次手术。

7.预后

原发性输卵管癌预后差，但随着对输卵管癌的认识、诊断及治疗措施的提高和改进，其 5 年生存率明显提高。因此对晚期的患者术后积极地放、化疗，虽不能根除癌瘤，但能延长生存期。输卵管癌的预后更多地取决于期别，因此分期和区分肿瘤是原发性抑或转移性更为重要。转移性输卵管癌远远多于原发性输卵管癌。

影响预后的因素如下。

(1)临床分期:是重要的影响因素,期别愈晚期预后愈差。随期别的提高生存率逐渐下降。Peter 等研究了 115 例输卵管癌患者,发现管壁浸润越深,预后越差,术后残留病灶大者预后差。

(2)初次术后残存瘤的大小:也是影响预后的重要因素。Eddy 分析了 38 例输卵管癌病理,初次手术后未经顺铂治疗的患者中,肉眼无瘤者的 5 年生存率为 29%,残存瘤≥2 cm 者仅为 7%。初次手术后用顺铂治疗的病例,肉眼无瘤者的 5 年生存率为 83%,残存瘤≥2 cm 者的为 29%。

(3)输卵管浸润深度:肿瘤仅侵犯黏膜层者预后好,相反穿透浆膜层则预后差。

(4)辅助治疗:是否接受辅助治疗对其生存率的影响有显著性差别,接受了以顺铂为主的化疗患者其生存时间明显高于没有接受化疗者。

(5)病理分期:关于肿瘤病理分期对预后的影响尚有争议,近年来多数研究报道病理分期与预后无明显关系,其对预后的影响不如临床分期及其他重要。

(二)其他输卵管恶性肿瘤

1.原发性输卵管绒毛膜癌

本病极为罕见,多数发生于妊娠后妇女,和体外受精(IVF)有关,临床表现不典型,故易误诊。输卵管绒毛膜癌大多数来源于输卵管妊娠的滋养叶细胞,少数来源于异位的胚胎残余或具有形成恶性畸胎瘤潜能的未分化胚细胞。来源于前者的绒癌发生于生育期,临床症状同异位妊娠或伴有腹腔内出血,常误诊为输卵管异位妊娠而手术;来源于后者的绒癌,多数在 7～14 岁发病,可出现性早熟症状,由于滋养叶细胞有较强的侵袭性,能迅速破坏输卵管壁,在早期就侵入淋巴及血管而发生广泛转移至肺脏、肝脏、骨及阴道等处。

肿瘤在输卵管表面呈暗红色或紫红色,切面见充血、水肿、管腔扩张,腔内充满坏死组织及血块。镜下见细胞滋养层细胞及合体滋养层细胞大量增生,不形成绒毛。

诊断主要依据临床症状及体征,结合血、尿内 HCG 的测定,X 线胸片等检查,但最终确诊有待病理结果。本病应与以下疾病鉴别。

(1)子宫内膜癌:可出现阴道排液,但主要临床症状为不规则阴道流血,诊刮病理可鉴别。

(2)附件炎性包块:有不孕或盆腔包块史,妇科检查可在附件区触及活动受限囊性包块。

(3)异位妊娠:两者均有子宫正常,子宫外部规则包块,均可发生大出血,但宫外孕患者 HCG 滴度增高程度低于输卵管绒癌,病理有助确诊。

治疗同子宫绒毛膜癌。可以治愈。先采用手术治疗,然后根据预后因素采用化疗。如果肿瘤范围局限,希望保留生育功能者可以考虑保守性手术,如输卵管绒毛膜癌来源丁输卵管妊娠的滋养叶细胞,共生存率约 50%,如来源于生殖细胞,预后很差。

2.原发性输卵管肉瘤

罕见,其与原发性输卵管腺癌之比为 1∶25。迄今文献报道不到 50 例。主要为纤维肉瘤和平滑肌肉瘤。肿瘤表面常呈多结节状,可见充满弥散性新生物,质软,大小不等的包块。本病可发生在任何年龄妇女,临床症状同输卵管癌,主要为阴道排液,呈浆液性或血性,继发感染时排出液呈脓性。部分患者亦以腹胀、腹痛或下腹部包块为症状。由于肉瘤生长迅速常伴有全身乏力,消瘦等恶病质症状。此病需与以下疾病相鉴别。

(1)附件炎性包块:均可表现腹痛、白带多及下腹包块,但前者有盆腔炎症病史,抗感染治疗有效。

(2)子宫内膜癌:有阴道排液的患者需要与子宫内膜癌鉴别,分段诊刮病理可确诊。

(3)卵巢肿瘤:多无临床症状,伴有腹水,B 超可协助诊断。

治疗参考子宫肉瘤治疗方案,以手术为主,再辅以化疗或放疗,预后差。

3.输卵管未成熟畸胎瘤

极少见。可是本病却可以发生在有生育要求的年轻女性,虽然治愈率高,但进展较快,因此早期诊断早期治疗十分重要,输卵管未成熟畸胎瘤预后较差。虽然直接决定患者的预后因素是临床分期,但肿瘤组织分化程度、幼稚成分的多少和预后有密切关系。治疗采用手术治疗,然后根据相关预后因素采用化疗。如果要保留生育功能,任何期别的患者均可以行保守性手术。化疗方案采用卵巢生殖细胞肿瘤的化疗方案。

4.转移性输卵管癌

较多见,占输卵管恶性肿瘤的 80%～90%。其主要来自卵巢癌、子宫体癌、子宫颈癌,远处如直肠癌、胃癌及乳腺癌亦可转移至输卵管。临床表现因原发癌的不同而有差异。镜下其病理组织形态与原发癌相同。其诊断标准如下。

(1)癌灶主要在输卵管浆膜层,肌层、黏膜层正常或显示慢性炎症。若输卵管黏膜受累,其表面上皮仍完整。

(2)癌组织形态与原发癌相似,最多见为卵巢癌、宫体癌和胃肠癌等。

(3)输卵管肌层和系膜淋巴管内一般有癌组织存在,而输卵管内膜淋巴管很少有癌细胞存在。

治疗按原发癌已转移的原则处理。

5.临床特殊情况的思考和建议

(1)临床特征:对于输卵管癌的临床表现,应对此病有一定认识并提高警惕,并通过进一步的辅助检查,尽可能在术前做出早期诊断。因此,有以下情况下者应考虑输卵管癌的可能:①有阴道排液、腹痛、腹块三大特征者;②持续存在不能解释的不规则子宫出血,尤其在35岁以上,尤其对于细胞学涂片阴性,刮出子宫内膜也阴性的患者;③持续存在不能解释的异常阴道排液,排液呈血性,年龄大于35岁;④持续存在不能解释的下腹和/或下背疼痛;⑤在宫颈涂片中出现一种不正常的腺癌细胞;⑥在绝经前后发现附件肿块。

(2)输卵管癌术前的诊断问题:输卵管癌常误诊,过去术前诊断率为2%,近数年来由于提高认识及进一步的辅助诊断,术前诊断率提高到25%~35%。术前不易做出确诊的原因可能是:①由于输卵管癌少见,常被忽视;②输卵管位于盆腔内,常不能感觉到;③较多患者肥胖,而且由于激素低落而阴道萎缩,所以检查不够正确;④肿瘤发展早期症状很不明显,下腹疼痛常伴有其他不同的盆腔疾病,故常误诊为绝经期的功能紊乱。

(3)对于双侧输卵管癌究竟是原发还是继发问题:双侧输卵管均由副中肾管演化而来,在同一致癌因素下,可以同时发生癌。文献报道0~Ⅱ期输卵管癌双侧性占7%,Ⅲ~Ⅳ期占30%。因此,晚期输卵管癌转移是引起双侧累及的主要原因。转移而来的腺癌首先侵犯间质和肌层,而黏膜皱襞上皮常保持完好。但现在也有不少学者认为卵巢癌可能为输卵管癌灶转移而来,尚待进一步证明。

(4)输卵管腺癌合并子宫内膜癌是原发还是继发问题:①两者病灶均较早,无转移可能性,应视两者均为原发性。②子宫内膜转移病灶是局灶性侵犯间质,并见有正常腺体夹杂其中,对四周组织常有压迫,无过渡形态。

(5)输卵管肿瘤合并妊娠问题:输卵管肿瘤是一种较罕见的女性生殖系统的肿瘤。输卵管良性肿瘤较恶性肿瘤更少见。输卵管肿瘤患者常伴有不孕史,故其合并妊娠仅见个案报道。由于常无临床症状,很少在术前做出诊断。周培莉报道1例妊娠合并输卵管畸胎瘤扭转。患者25岁,因停经5个月,反复左下腹疼痛入院，B超检查提示宫内妊娠5个月，左侧卵巢肿块7 cm×6.5 cm×6 cm大小，故诊断“中期妊娠，左侧卵巢肿瘤蒂扭转”而手术。术时见子宫增大5个月，左输卵管肿物10 cm×7 cm×6 cm，呈囊性，灰黑色，蒂长1.5 cm，扭转180°行患侧输卵管切除术。病理检查：输卵管畸胎瘤。

原发性输卵管癌合并妊娠亦罕见。国外文献曾报道3例原发性输卵管癌合并足月妊娠：Schinfeld报道一患者40岁，当足月妊娠时入院检查胎先露呈臀位而行剖宫产，术时发现左侧输卵管伞端有4.5 cm×3 cm×2.3 cm暗色、实质包块，做部分输卵管切除术，病理检查为输卵管腺癌。术后6天再行全子宫、双附件及部分大网膜切除术，后继化疗及放疗。另外2例为产后行输卵管结扎术时发现输卵管癌。国内蔡体铮报道5例原发性输卵管癌，其中有1例因停经45天行人流扎管术，术时发现右侧输卵管肿胀积液、粘连，切除右侧输卵管，病理检查为原发性输卵管腺癌，再次手术，术后5年随访健在。胡世昌报道原发性输卵管癌11例，有不孕史者9例占81.8%，其中1例为原发性输卵管癌伴对侧输卵管妊娠破裂。

第四章 异常妊娠

第一节 流　　产

一、概述

妊娠不足28周、胎儿体重不足1 000 g而终止者，称为流产。妊娠12周前终止者，称为早期流产，妊娠12周至不足28周终止者，称为晚期流产。流产分为自然流产和人工流产。自然流产占妊娠总数的10%～15%，其中早期流产占80%以上。

二、病因

(一)胚胎因素

染色体异常是早期流产最常见的原因。半数以上与胚胎染色体异常有关。染色体异常包括数目异常和结构异常。数目异常以三体居首位，其次为X单体，三倍体及四倍体少见。结构异常主要是染色体易位、嵌合体等，染色体倒置、缺失和重叠也有报道。除遗传因素外，感染、药物等因素也可引起胚胎染色体异常。若发生流产，多为空孕囊或已退化的胚胎。少数至妊娠足月可能娩出畸形儿，或有代谢及功能缺陷。

(二)母体因素

1.全身性疾病

孕妇患全身性疾病(如严重感染、高热等)刺激子宫强烈收缩导致流产；引发胎儿缺氧(如严重贫血或心力衰竭)、胎儿死亡(如细菌毒素和某些病毒，如巨细胞病毒、单纯疱疹病毒经胎盘进入胎儿血液循环)或胎盘梗死(如孕妇患慢性肾炎或高血压)均可导致流产。

2.生殖器官异常

子宫畸形(如子宫发育不良、双子宫、子宫纵隔等)、子宫肿瘤(如黏膜下肌瘤等),均可影响胚胎着床发育而导致流产。宫颈重度裂伤、宫颈内口松弛引发胎膜早破而发生晚期自然流产。

3.内分泌异常

黄体功能不足、甲状腺功能减退、严重糖尿病血糖未能控制等,均可导致流产。

4.强烈应激与不良习惯

妊娠期无论严重的躯体(如手术、直接撞击腹部、性交过频)或心理(过度紧张、焦虑、恐惧、忧伤等精神创伤)的不良刺激均可导致流产。孕妇过量吸烟、酗酒、饮咖啡、吸食二醋吗啡(海洛因)等毒品,均可导致流产。

(三)免疫功能异常

胚胎及胎儿属于同种异体移植物。母体对胚胎及胎儿的免疫耐受是使胎儿在母体内得以生存的基础。若孕妇于妊娠期间对胎儿免疫耐受降低可致流产,如父方的人白细胞抗原(HLA)、胎儿抗原、母胎血型抗原不合、母体抗磷脂抗体过多、抗精子抗体存在、封闭抗体不足等,均可引发流产。已知调节性T细胞(Tr)与效应性T细胞(Te)的平衡是维系免疫反应的关键所在。某些特发性流产与调节性T细胞功能相对或绝对低下存在明显的相关性,可能是导致孕妇对胎儿免疫耐受性降低的主要原因。

(四)环境因素

过多地接触放射线和砷、铅、甲醛、苯、氯丁二烯、氧化乙烯等化学物质,均可能引起流产。

三、临床表现

临床表现主要是停经后阴道流血和腹痛。

(一)孕12周前的早期流产

开始时绒毛与蜕膜剥离,血窦开放,出现阴道流血,剥离的胚胎和血液刺激子宫收缩,排出胚胎或胎儿,产生阵发性下腹部疼痛。胚胎或胎儿及其附属物完全排出后,子宫收缩,血窦闭合,出血停止。

(二)孕12周后的晚期流产

晚期流产的临床过程与早产和足月产相似,胎儿娩出后胎盘娩出,出血不多。

可以看出，早期流产的临床全过程表现为先出现阴道流血，而后出现腹痛。晚期流产的临床全过程表现为先出现腹痛（阵发性子宫收缩），而后出现阴道流血。

四、实验室检查

（一）血、尿绒毛膜促性腺激素（HCG）含量测定

低于正常参考值表示未孕或胚胎死亡。

（二）尿中雌激素含量测定

先兆流产、不可避免流产和习惯性流产，孕酮、雌二醇低于正常，雌三醇仍在正常范围，先兆流产和习惯性流产，雌二醇排出量一般在参考值低限，但必须连续测定才有诊断价值，一般认为，雌二醇 24 小时尿值＜15.6 μmol/L，则可能有 95％的孕妇将流产。

（三）胎盘催乳素（HPL）测定

测定孕妇血中 HPL 含量，可迅速反映胎盘功能状态，在血浆 HPL 连续测定时，若发现 HPL 急剧上升，预示胎儿即将死亡，如下降为 4 μg/L 以下，则常有胎儿宫内窒息，可能导致流产。

五、治疗

（一）先兆流产

卧床休息，禁性生活，必要时给予对胎儿危害小的镇静剂。黄体功能不足者可给予黄体酮 10～20 mg，每天或隔天肌内注射 1 次，或 HCG 2 000～3 000 U 隔天肌内注射 1 次。其次，维生素 E 及小剂量甲状腺片也可应用。经过治疗，如阴道流血停止，B 超提示胚胎存活，可继续妊娠。若临床症状加重，B 超发现胚胎发育不良，HCG 持续不长或下降表明流产不可避免，应终止妊娠。

（二）难免流产

一旦确诊，应尽早使胚胎及胎盘组织完全排出。早期流产应及时行刮宫并对刮出物仔细检查，并送病理检查。晚期流产时，子宫较大，出血较多，可用缩宫素 10～20 U 加入 5％葡萄糖液 500 mL 中静脉滴注，促进子宫收缩。当胎儿及胎盘排出后检查是否完全，必要时刮宫清除宫腔内残留的妊娠物。

（三）不全流产

一经确诊，应及时行刮宫术或钳刮术，以清除宫腔内残留组织。出血多或伴

有休克者应同时输血输液，并给予抗生素预防感染。

（四）完全流产

症状消失，B超检查宫腔内无残留物，如无感染、一般不须特殊处理。

（五）稽留流产

处理较困难。处理前应检查血常规、出凝血时间、血小板计数、血纤维蛋白原、凝血酶原时间、凝血块收缩试验及血浆鱼精蛋白副凝试验等，并做好输血准备。口服炔雌醇1 mg每天2次，或己烯雌酚5 mg每天3次，连用5天以提高子宫肌对缩宫素的敏感性。子宫＜12周者，可行刮宫术，术中肌内注射缩宫素，若胎盘机化并与宫壁粘连较紧，手术应特别小心，防止子宫穿孔，一次不能刮净，可于5天后再次刮宫。如凝血功能障碍，应尽早使用肝素、纤维蛋白原及输新鲜血等，待凝血功能好转后，再行引产或刮宫。

（六）习惯性流产

染色体异常夫妇应于孕前进行遗传咨询，确定是否可以妊娠，在孕前应进行卵巢功能检查、夫妇双方染色体检查与血型鉴定及其丈夫的精液检查，女方尚须进行生殖道检查，包括有无肿瘤、宫腔粘连，并做子宫输卵管造影和/或宫腔镜检查，以确定子宫有无畸形与病变，有无宫颈内口松弛等。子宫有纵隔的患者，可于宫腔镜下行子宫纵隔切除术；有宫腔粘连者可用探针横向钝性分离粘连；宫颈内口松弛者应在妊娠前行宫颈内口修补术，或于孕14～18周行宫颈内口环扎术，术后定期随诊，提前住院，待分娩发动前拆除缝线，若环扎术后有流产征象，应及时拆除缝线，以免造成宫颈撕裂；黄体功能不足或原因不明的习惯性流产妇女当有怀孕征兆时，可按黄体功能不足给以黄体酮治疗，每天10～20 mg肌内注射，或HCG 3 000 U，隔天肌内注射1次，确诊妊娠后继续给药直至妊娠10周或超过以往发生流产的月份，并嘱其卧床休息，禁性生活，补充维生素E，注意心理疏导，稳定患者情绪。对不明原因的习惯性流产患者，可予免疫治疗。

（七）流产感染

治疗原则为积极控制感染，尽快清除宫内残留物。若阴道流血不多，应用广谱抗生素2～3天，待控制感染后再刮宫。若阴道流血量多，静脉滴注抗生素及输血的同时，用卵圆钳将宫腔内残留组织夹出，使出血减少，切不可用刮匙全面搔刮宫腔，以免造成感染扩散，术后应继续给予广谱抗生素，待感染控制后再行彻底刮宫。若已合并感染性休克者，在抗感染同时，应积极抢救休克。若感染严重或腹盆腔有脓肿形成，应手术引流，必要时切除子宫。

第二节 胎膜早破

在临产前绒毛膜及羊膜破裂称为胎膜早破。它是常见的分娩并发症。我国的流行病学研究表明,胎膜早破的发生率为3.0%～21.9%,是早产及围产儿死亡的常见原因之一。

一、胎膜早破的原因

目前胎膜早破的病因尚不清楚,一般认为胎膜早破的病因与下述因素有关。

(一)感染

妊娠期阴道内的致病菌并非都引起胎膜早破,其感染条件为菌量增加和局部防御能力低下。宫颈黏液中的溶菌酶、局部抗体等抗菌物质是局部防御屏障的首要环节,如其抗菌活性低下,则细菌易感染胎膜。研究表明,细菌感染和细胞因子参与前列腺素的合成,细菌感染后,胎膜变性、坏死、张力低下,各种细胞因子及多形核白细胞产生的溶酶体酶使绒毛膜、羊膜组织破坏,引起胎膜早破。

(二)胎膜异常

正常胎膜的绒毛膜与羊膜之间有一层较疏松的组织,二者之间有错动的余地,以增加胎膜的抗拉力及韧性,当2层膜之间的组织较致密时,可致胎膜早破;支撑组织弹性的成分是胶原蛋白和弹性蛋白,羊膜中缺乏弹性蛋白,其韧性主要由胶原蛋白决定,当构成胎膜的胶原结缔组织缺乏时,胎膜抗拉力下降;存在于人体中的颗粒性弹性蛋白酶和胰蛋白酶能选择性地分解胶原蛋白,使胎膜弹性降低,脆性增加,易发生胎膜早破。

(三)羊膜囊内压力不均或增大

胎位不正及头盆不称、臀位、横位及骨盆狭窄时常因先露部不能与骨盆入口衔接,使羊膜囊内压力不均;羊水过多、双胎、过重的活动等各种原因造成的腹内压升高,可使宫腔内压力长时间或短暂地升高,引起胎膜早破。

(四)宫颈病变

宫颈松弛可使前羊膜囊受长时间牵拉、张力增高,且容易受阴道内病原体的感染,导致羊膜早破,子宫颈的重度裂伤,瘢痕等可使胎膜所受压力及拉力不均,造成胎膜早破。

(五)创伤

腹部受外力撞击或摔倒,阴道检查或性交时,胎膜受外力作用,可发生破裂。

(六)其他

孕妇年龄较大及产次较多,孕妇营养不良时,胎膜也易发生破裂。

二、对孕产妇和胎儿的影响

若无头盆不称及胎位异常,且妊娠已足月,胎膜早破对母体及胎儿一般无不良影响,反而有利于产程的进展。但如果妊娠未达足月时,往往会出现严重的并发症。

(一)对孕产妇的影响

1.感染

子宫内膜有急性炎症,肌层有细胞损伤,病变程度与破膜时间有关。而临床并非都有感染表现。破膜时间越长,感染发生率越高。

2.脐带脱垂

胎膜早破时羊水流出的冲力可将脐带滑入阴道内,使脐带脱垂的发生率增高,尤其表现在未足月和胎头浮动的胎膜早破孕妇中,可严重威胁胎儿生命。

3.难产

胎膜早破是难产最早出现的一个并发症,因为胎膜早破常有胎位不正或头盆不称。羊水流尽时宫壁紧裹胎体,继发不协调子宫收缩或阻碍胎头正常机转,使产程延长,手术率增加。

4.产后出血

胎膜早破时产后出血的发生率升高。

(二)对胎儿的影响

1.早产

是胎膜早破的常见并发症。

2.胎儿窘迫

胎膜早破,羊水流出,子宫收缩直接作用于胎儿,压迫脐带,影响胎盘血液循环以及胎膜破裂时间较长,出现绒毛膜炎时组织缺氧均可造成胎儿窘迫。

3.臀位与围生儿死亡

越是早产,臀位发生率越高,围生儿死亡率亦越高。

4.新生儿感染

新生儿肺炎、败血症、硬肿症发生率升高,破膜时间越长,感染机会越大。

三、临床表现及诊断

(一)病史

孕妇可突感液体自阴道流出,并有阵发性或持续性阴道流液,时多时少,无其他不适。

(二)体检

肛查时触不到胎囊,如上推胎头可有羊水流出,即可诊断。但对须保守治疗者,应禁肛查和阴道检查,以减少感染机会。

(三)辅助检查

当胎膜破口较小或较高(高位破膜)时,破口被肢体压迫,往往阴道流液较少,且时有时无,肛查时仍有羊膜囊感觉,上推先露也无羊水流出增多。不易与尿失禁、宫颈黏液相鉴别,难于诊断时,可做如下特殊检查。

1.阴道酸碱度检查

常用 pH 试纸测阴道内的酸碱度。胎膜未破时阴道内环境为酸性(pH 4.5～5.5),破膜后羊水流入阴道,由于羊水呈碱性(pH 7～7.5),试纸变色,但尿液、血液某些消毒液及肥皂水等都呈碱性,所以易造成检查的假阳性。

2.阴道窥器或羊膜镜检查

严格消毒下观察,胎膜早破时可见有液体自宫颈口流出或见阴道后穹隆有液池,或配合 pH 试纸检查,其阳性率可达 95%以上。

3.羊水内容物检查

吸取后穹隆液体,镜下观察胎膜早破时可找到胎脂、毳毛、胎儿上皮细胞等;液体涂片镜检可见有羊齿植物状结晶,也可见少量十字状透明结晶;苏丹Ⅲ染色可将胎脂滴及羊膜细胞染成橘黄色,5%的尼罗蓝染色可将胎儿上皮细胞染成橘黄色。

4.棉球吸羊水法

用消毒纱布将棉球裹成直径 4 cm 的球形,置于后穹隆,3 小时后取出,若挤出液体＞2 mL, pH＞7,涂片镜检有羊水结晶。3 项均阳性时诊断符合率 100%。

5.早孕试条法

用无菌棉拭子从阴道后穹隆蘸取阴道液,将棉拭子全部浸湿后取出,投入盛有 1 mL 生理盐水的干净小试管中,用力振荡 1 分钟后,取其混合液。持早孕试条将有标志线。3 分钟后取出平放,若 5 分钟内出现两条明显红色带者为阳性,即为胎膜早破。

6.其他

经上述步骤均不能确诊,可行下列检查:如流水数天,B超检查可以发生羊水平段下降,同时可确定胎龄及胎盘定位;B超羊水穿刺检查后,注射靛胭脂或亚甲蓝于羊膜腔内,在阴道外1/3处放纱布一块,如有蓝色液体污染纱布则可确诊;会阴放置消毒垫,观察24小时变化。

四、处理

(一)绝对卧床休息

取臀高位,抬高床脚30°,防止脐带脱垂。放置外阴消毒垫,尽量避免肛诊,以减少感染发生的机会。

(二)注意听胎心音,加强胎心监护

未临产时每2~4小时听1次,每天试体温及数脉3次,注意感染迹象。

(三)破膜12小时未临产者

给抗生素预防感染。

(四)妊娠足月破水24小时未临产者

静脉滴注缩宫素引产。

(五)妊娠近足月者

估计胎儿体重,如在2 500 g以上测定胎肺成熟度(羊水泡沫试验或L/S试验),如提示胎肺成熟,则处理同足月妊娠。

(六)妊娠未足月者

如孕周<35周,胎肺不成熟处理如下。

(1)体温正常,积极保胎。

(2)每天检查白细胞计数及分类3天,如正常改为每周查2次。

(3)给予抗生素预防感染,用药3天后无感染迹象可停药观察。

(4)如正式临产,宫口已开大3 cm,不应继续保胎。羊水化验胎肺未成熟时,给产妇肌内注射地塞米松6 mg,2次/天,共2天。

(5)保胎过程中有感染表现时应及时终止妊娠。在临床上对宫腔内感染的诊断可根据以下几项:①母体体温>38 ℃或是37.5 ℃持续12小时以上。②羊水有味。③下腹部子宫壁压痛。④母体脉率≥120次/分,胎心率≥160次/分。

⑤母体白细胞计数≥15×10^9/L，或在有子宫收缩时≥18×10^9/L。⑥母体血中C-反应蛋白的测定≥0.02 g/L(2 mg/dL)。⑦血沉≥50 mm，IgG、IgM值异常上升。⑧羊水或胎儿血的培养阳性。⑨胎盘组织病理所见炎性反应阳性。

(七)终止妊娠

取决于对感染的控制，对胎儿成熟度的判定，分娩方式则与足月妊娠处理方法相同，原则是经阴道分娩。为了预防早产儿的低氧血症，头颅产伤，颅内出血等发生，早产儿分娩以选择性剖宫产为宜，尤其是臀位早产儿更应首选此种方法。

胎膜早破行剖宫产术时应注意：由于胎膜早破病例绝大多数都存在着绒毛膜羊膜炎，故行剖宫产术时应用碘酒涂宫腔，为避免病原体进入腹腔，术式应选择腹膜外剖宫产术，取胎儿前尽量吸尽羊水以减少羊水栓塞的发生率，另外，胎膜早破多伴有胎位异常或早产，所以子宫壁切口两端斜向上剪成弧形，以利胎头娩出。

由于早产时胎膜早破的发生率明显高于足月产，在处理时要考虑到立即分娩围产儿死亡率高，而保胎治疗又可增加羊膜腔及胎儿感染的危险性，因此其具体处理比较复杂，应予以重视。

妊娠达到或超过36周，按足月妊娠处理。妊娠33～36周胎膜早破，应促进胎儿肺成熟，如予以地塞米松，可明显降低新生儿肺透明膜病的发生。

妊娠28～33周，若促胎儿肺成熟并等待16～72小时，虽然新生儿肺透明膜病的发生率降低，但是围生儿死亡率仍很高。若孕妇要求保胎，而患者又无羊膜腔感染的证据且羊水流出较慢较少、无胎儿宫内窘迫的表现，则可行保守治疗，包括预防感染，促进胎儿生长及胎儿成熟。对于羊水偏少且要求保守治疗的孕妇，可经腹腔穿刺羊膜腔内注入生理盐水或平衡液，可减轻脐带受压，改善胎儿在宫腔内的环境，有利于胎儿的生长与成熟，但应注意严格无菌操作，防止感染发生。保守治疗过程中，应定期检查胎儿肺成熟度及胎儿的生长情况，若胎儿治疗后无明显增长或有羊膜腔感染可能时应终止妊娠。不足28周，估计胎儿体重不足750 g者应及时终止妊娠。

第三节　脐带异常

脐带是胎儿与母体进行物质和气体交换的唯一通道。若脐带发生异常(包括脐带过短、缠绕、打结、扭转及脱垂等)，可使胎儿血供受限或受阻，导致胎儿窘迫,甚至胎儿死亡。

一、脐带长度异常

脐带的长度个体间略有变化,足月时平均长度为55～60 cm,特殊的脐带长度异常病例,长度最小几乎为无脐带,最长为300 cm。正常长度为30～100 cm。脐带过长经常会出现脐带血管栓塞及脐带真结,同时脐带过长也容易出现脐带脱垂。短于30 cm为脐带过短。妊娠期间脐带过短并无临床征象。进入产程后,由于胎先露部下降,脐带被拉紧使胎儿血液循环受阻出现胎儿窘迫或造成胎盘早剥和子宫内翻,也可引起产程延长。若临产后疑有脐带过短,应抬高床脚改变体位并吸氧,胎心无改善应尽快行剖宫产术。

通过动物实验以及人类自然分娩的研究,似乎支持这样一个论点:脐带的长度及羊水的量和胎儿的运动呈正相关,并受其影响。Miler等证实:当羊水过少造成胎儿活动受限或因胎儿肢体功能障碍导致活动减少时会使得脐带的长度略微缩短。脐带过长似乎是胎儿运动时牵拉脐带以及脐带缠绕的结果。Soernes和Bakke报道臀位先露者脐带长度较头位者短大约5 cm。

二、脐带缠绕

脐带围绕胎儿颈部、四肢或躯干者称为脐带缠绕。约90%为脐带绕颈,Kan及Eastman等研究发现脐带绕颈1周者居多,占分娩总数的21%,而脐带绕颈3周发生率为0.2%。其发生原因和脐带过长、胎儿过小、羊水过多及胎动过频等有关。脐带绕颈一周需脐带20 cm。对胎儿的影响与脐带缠绕松紧、缠绕周数及脐带长短有关。脐带缠绕可出现以下临床特点:①胎先露部下降受阻。由于脐带缠绕使脐带相对变短,影响胎先露部入盆,或可使产程延长或停滞。②胎儿宫内窘迫。当缠绕周数过多、过紧时或子宫收缩时,脐带受到牵拉,可使胎儿血液循环受阻,导致胎儿宫内窘迫。③胎心监护。胎心监护出现频繁的变异减速。④彩色超声多普勒检查:可在胎儿颈部找到脐带血流信号。⑤B超检查。脐带缠绕处的皮肤有明显的压迹,脐带缠绕1周者为U形压迫,内含一小圆形衰减包块,并可见其中小短光条;脐带缠绕2周者,皮肤压迹为“W”形,其上含一带壳花生样衰减包块,内见小光条;脐带缠绕3周或3周以上,皮肤压迹为锯齿状,其上为一条衰减带状回声。当产程中出现上述情况,应高度警惕脐带缠绕,尤其当胎心监护出现异常,经吸氧、改变体位不能缓解时,应及时终止妊娠。临产前B超诊断脐带缠绕,应在分娩过程中加强监护,一旦出现胎儿宫内窘迫,及时处理。值得庆幸的是,脐带绕颈不是胎儿死亡的主要原因。Hankins等研究发现脐带绕颈的胎儿与对照胎儿对比出现更多的轻度或严重的胎心变异减速，他们的脐带血 pH 也偏低，但是并没有发现新生儿病理性酸中毒。

三、脐带打结

脐带打结分为假结和真结两种。脐带假结是指脐静脉较脐动脉长，形成迂曲似结或由于脐血管较脐带长，血管卷曲似结。假结一般不影响胎儿血液循环，对胎儿危害不大。脐带真结是由于脐带缠绕胎体，随后胎儿又穿过脐带套环而成真结，Spelacy 等研究发现，真结的发生率为1.1%。真结在单羊膜囊双胎中发生率更高。真结一旦影响胎儿血液循环，在妊娠过程中出现胎儿宫内生长受限，真结过紧可造成胎儿血液循环受阻，严重者导致胎死宫内，多数在分娩后确诊。围生期伴发脐带真结的产妇其胎儿死亡率为 6%。

四、脐带扭转

胎儿活动可使脐带顺其纵轴扭转呈螺旋状，生理性扭转可达 6～11 周。若脐带过度扭转呈绳索样，使胎儿血液循环缓慢，导致胎儿宫内缺氧，严重者可致胎儿血液循环中断造成胎死宫内。已有研究发现脐带高度螺旋化与早产发生率的增加有关。妇女滥用可卡因与脐带高度螺旋化有关。

五、脐带附着异常

脐带通常附着于胎盘胎儿面的中心或其邻近部位。脐带附着在胎盘边缘者，称为球拍状胎盘，发现存在于 7%的足月胎盘中。胎盘分娩过程中牵拉可能断裂，其临床意义不大。

脐带附着在胎膜上，脐带血管如船帆的缆绳通过羊膜及绒毛膜之间进入胎盘者，称为脐带帆状附着。因为脐带血管在距离胎盘边缘一定距离的胎膜上分离，它们与胎盘接触部位仅靠羊膜的折叠包裹，如胎膜上的血管经宫颈内口位于胎先露前方时，称为前置血管。在分娩过程中，脐带边缘附着一般不影响母体和胎儿生命，多在产后胎盘检查时始被发现。前置血管对于胎儿存在明显的潜在危险性，若前置血管发生破裂，胎儿血液外流，出血量达 200～300 mL，即可导致胎儿死亡。阴道检查可触及有搏动的血管。产前或产时任何阶段的出血都可能存在前置血管及胎儿血管破裂。若怀疑前置血管破裂，一个快速、敏感的方法是取流出的血液做涂片，找到有核红细胞或幼红细胞并有胎儿血红蛋白，即可确诊。因此，产前做 B 超检查时，应注意脐带和胎盘附着的关系。

六、脐带先露和脐带脱垂

胎膜未破时脐带位于胎先露部前方或一侧称为脐带先露，也称隐性脐带脱垂。胎膜破裂后，脐带脱出于宫颈口外，降至阴道甚至外阴，称为脐带脱垂。脐带脱垂是一种严重威胁胎儿生命的并发症，须积极预防。

七、单脐动脉

正常脐带有两条脐动脉，一条脐静脉。如只有一条脐动脉，称为单脐动脉。Bryan 和 Kohler 通过对 20 000 个病例研究发现，143 例婴儿为单脐动脉，发生率为 0.72%，单脐动脉婴儿重要器官畸形率为 18%，生长受限发生率为 34%，早产儿发生率为 17%。他们随后又发现在 90 例单脐动脉婴儿中先前未认识的畸形有 10 例。Leung 和 Robson 发现在合并糖尿病、癫痫、子痫前期、产前出血、羊水过少、羊水过多的孕妇其新生儿中单脐动脉发生率相对较高。在自发性流产胎儿中更易发现单脐动脉。Pavlopoulos 等发现在这些胎儿中，肾发育不全、肢体短小畸形、空腔脏器闭锁畸形发生率增高，提示有血管因素参与其中。

第四节 胎儿畸形

广义的胎儿畸形指胎儿先天异常，包括胎儿各种结构畸形、功能缺陷、代谢以及行为发育的异常。又细分为代谢障碍异常、组织发生障碍异常、先天畸形和先天变形。

狭义的胎儿畸形即胎儿先天畸形，是指由于内在的异常发育而引起的器官或身体某部位的形态学缺陷，又称为出生缺陷。

据美国 2006 年全球出生缺陷报告，全球每年大约有 790 万的出生缺陷儿出生，占出生总人口的 6%。已被确认的出生缺陷有 7 000 多种，其中全球前 5 位的常见严重出生缺陷占所有出生缺陷的 25%，依次为先天性心脏病(104 万)、神经管缺陷(32.4 万)、血红蛋白病(地中海贫血，30.8 万)、唐氏综合征(21.7 万)和 G-6PD(17.7 万)。我国每年有 20 万～30 万肉眼可见的先天畸形儿出生，加上出生后数月和数年才显现的缺陷，先天残疾儿童总数高达 80 万～120 万，占每年出生人口总数的 4%～6%。据全国妇幼卫生监测办公室和中国出生缺陷监测中心调查，我国主要出生缺陷 2007 年排前五位的是先天性心脏病、多指(趾)、总唇裂、神经管缺陷和脑积水。

一、病因

导致胎儿畸形的因素目前认为主要由遗传、环境因素，以及遗传和环境因素共同作用所致。遗传原因（包括染色体异常和基因遗传病）占 25%；环境因素（包括放射、感染、母体代谢失调、药物及环境化学物质等）占 10%；两种原因相互作用及原因不明占 65%。

（一）遗传因素

目前已经发现有 5 000 多种遗传病，究其病因，主要分为单基因遗传病、多基因遗传病和染色体病。

单基因病是由于一个或一对基因异常引起，可表现为单个畸形或多个畸形。按遗传方式分为常见常染色体显性遗传病[多指（趾）、并指（趾）、珠蛋白生成障碍性贫血、多发性家族性结肠息肉、多囊肾、先天性软骨发育不全、先天性成骨发育不全、视网膜母细胞瘤等]、常染色体隐性遗传病（白化病、苯丙酮尿症、半乳糖血症、黏多糖病、先天性肾上腺皮质增生症等）、X 连锁显性遗传病（抗维生素 D 佝偻病、家族性遗传性肾炎等）和 X 连锁隐性遗传病（血友病、色盲、进行性肌营养不良等）。

多基因遗传病是由于两对以上基因变化，通常仅表现为单个畸形。多基因遗传病的特点是：基因之间没有显、隐性的区别，而是共显性，每个基因对表型的影响很小，称为微效基因，微效基因具有累加效应，常常是遗传因素与环境因素共同作用。常见多基因遗传病有先天性心脏病、小儿精神分裂症、家族性智力低下、脊柱裂、无脑儿、少年型糖尿病、先天性肥大性幽门狭窄、重度肌无力、先天性巨结肠、气道食管瘘、先天性腭裂、先天性髋脱位、先天性食管闭锁、马蹄内翻足、原发性癫痫、躁狂抑郁精神病、尿道下裂、先天性哮喘、睾丸下降不全、脑积水等。

染色体数目或结构异常（包括常染色体和性染色体）均可导致胎儿畸形，又称染色体病，如 21-三体综合征、18-三体综合征、13-三体综合征、TURNER 综合征等。

（二）环境因素

包括放射、感染、母体代谢失调、药物及环境化学物质、毒品等环境中可接触的物质。环境因素致畸与其剂量-效应、临界作用以及个体敏感性吸收、代谢、胎盘转运、接触程度等有关。20 世纪 40 年代广岛、长崎上空爆炸原子弹诱发胎儿畸形，50 年代甲基汞污染水体引起先天性水俣病，以及 60 年代反应停在短期内诱发近万例海豹畸形以来，环境因素引起先天性发育缺陷受到了医学界的高度重视。风疹病毒可引起胎儿先天性白内障、心脏异常，梅毒也可引起胎儿畸形。另外，环境因素常常参与多基因遗传病的发生。

二、胎儿畸形的发生易感期

在卵子受精后2周，孕卵着床前后，药物及周围环境毒物对胎儿的影响表现为“全”或“无”效应。“全”表示胚胎受损严重而死亡，最终流产；“无”指无影响或影响很小，可以经其他早期的胚胎细胞的完全分裂代偿受损细胞，胚胎继续发育，不出现异常。“致畸高度敏感期”在受精后3～8周，亦即停经后的5～10周，胎儿各部开始定向发育，主要器官均在此时期内初步形成。如神经在受精后15～25天初步形成，心脏在20～40天，肢体在24～26天。该段时间内受到环境因素影响，特别是感染或药物影响，可能对将发育成特定器官的细胞发生伤害，胚胎停育或畸变。8周后进入胎儿阶段，致畸因素作用后仅表现为细胞生长异常或死亡，极少导致胎儿结构畸形。

三、常见胎儿畸形

(一)先天性心脏病

由多基因遗传及环境因素综合致病。发病率为8‰，妊娠糖尿病孕妇胎儿患先天性心脏病的概率升高。环境因素中妊娠早期感染，特别是风疹病毒感染容易引起发病。

先天性心脏病种类繁多，有法络四联症、室间隔缺损、左心室发育不良、大血管转位、心内膜垫缺损、Ebstein畸形、心律失常等。由于医学超声技术水平的提高，绝大多数先天性心脏病可以在妊娠中期发现。

1.法络四联症

指胎儿心脏同时出现以下四种发育异常室间隔缺损、右心室肥大、主动脉骑跨和肺动脉狭窄。占胎儿心脏畸形的6%～8%，属于致死性畸形，一旦确诊，建议终止妊娠。

2.室间隔缺损

是最常见的先天性心脏病，占20%～30%，可分为3种类型。①漏斗部：又称圆锥间隔，室间隔的1/3；②膜部室间隔：面积甚小，直径不足1.0 cm；③肌部间隔：面积占2/3。膜部间隔为占缺损好发部位，肌部间隔缺损最少见。

各部分缺损又分若干亚型：①漏斗部缺损分干下型(缺损位于肺动脉瓣环下，主动脉右与左冠状瓣交界处之前)，嵴上(内)型缺损(位于室上嵴之内或左上方)；②膜部缺损分嵴下型(位于室上嵴右下方)，单纯膜部缺损，隔瓣下缺损(位于三尖瓣隔叶左下方)；③肌部缺损可发生在任何部位，可单发或多发。大部分室间隔缺损出生后需要手术修补。

3.左心室发育不良

占胎儿心脏畸形的2%～3%，左心室狭小，常合并有二尖瓣狭窄或闭锁、主动脉发育不良。属致死性心脏畸形。

4.大血管转位

占胎儿心脏畸形的4%～6%，发生于孕4～5周，表现为主动脉从右心室发出，肺动脉从左心室发出，属复杂先天畸形。出生后需要手术治疗。首选手术方式是动脉调转术，但因需冠状动脉移植、肺动脉瓣重建为主动脉瓣、血管转位时远段肺动脉扭曲、使用停循环技术等，术后随访发现患儿存在冠状动脉病变、主动脉瓣反流、神经发育缺陷、肺动脉狭窄等并发症。

5.心内膜垫缺损

占胎儿心脏畸形的5%，其中60%合并有其他染色体异常。心内膜垫是胚胎的结缔组织，参与形成心房间隔、心室间隔的膜部，以及二尖瓣和三尖瓣的瓣叶和腱索。心内膜垫缺损又称房室管畸形，主要病变是房室环上、下方心房和心室间隔组织部分缺失，且可伴有不同程度的房室瓣畸形。出生后需手术治疗，合并染色体异常时，预后不良。

6.Ebstein 畸形

占胎儿心脏畸形的0.3%，属致死性心脏畸形。1866年 Ebstein 首次报道，又名三尖瓣下移畸形。三尖瓣隔瓣和/或后瓣偶尔连同前瓣下移附着于近心尖的右室壁上，将右室分为房化右室和功能右室，异位的瓣膜绝大多数关闭不全，也可有狭窄。巨大的房化右室和严重的三尖瓣关闭不全影响患者心功能，有报道48%胎死宫内，35%出生后虽经及时治疗仍死亡。

7.胎儿心律失常

占胎儿的10%～20%，主要表现为期外收缩(70%～88%)、心动过速(10%～15%)和心动过缓(8%～12%)。胎儿超声心动图是产前检查胎儿心律失常的可靠的无创性影像技术，其应用有助于早期检出并指导心律失常胎儿的处理。大多数心律失常的胎儿预后良好，不需要特殊治疗，少部分合并胎儿畸形或出现胎儿水肿，则预后不良，可采用宫内药物(如地高辛)治疗改善预后。

除上述胎儿心脏畸形外，还有永存动脉干、心室双流出道、心肌病、心脏肿瘤等。必须提出的是，心脏畸形常常不是单独存在，有的是某种遗传病的一种表现，需要排查。

(二)多指(趾)

临床分为 3 种类型:①单纯多余的软组织块或称浮指;②具有骨和关节正常成分的部分多指;③具有完全的多指。超过 100 多种异常或遗传综合征合并有多指(趾)表现,预后也与是否合并有其他异常或遗传综合征有关。单纯多指(趾)具有家族遗传性,手术效果良好。目前国内很多医院没有将胎儿指(趾)形状和数量观察作为常规筛查项目。

(三)总唇裂

总唇裂包括唇裂和腭裂。发病率为 1‰,再发危险为 4%。父为患者,后代发生率 3%;母为患者,后代发生率 14%。单纯小唇裂出生后手术修补效果良好,但严重唇裂同时合并有腭裂时,影响哺乳。B 超妊娠中期筛查有助诊断,但可能漏诊部分腭裂,新生儿预后与唇腭裂种类、部位、程度,以及是否合并有其他畸形或染色体异常有关。孕前 3 个月开始补充含有一定叶酸的多种维生素可减少唇腭裂的发生。

(四)神经管缺陷

神经管在胚胎发育的 4 周前闭合。孕早期叶酸缺乏可引起神经管关闭缺陷。神经管缺陷包括无脑儿、枕骨裂、露脑与脊椎裂。各地区的发病率差异较大,我国北方地区高达 6‰~7‰,占胎儿畸形总数的 40%~50%,而南方地区的发病率仅为 1‰。

1.无脑儿

颅骨与脑组织缺失,偶见脑组织残基,常伴肾上腺发育不良及羊水过多。属致死性胎儿畸形。孕妇血清甲胎蛋白(AFP)异常升高,B 超检查可以确诊,表现为颅骨不显像,双顶径无法测量。一旦确诊,建议终止妊娠。即使妊娠足月,约 75%在产程中死亡,其他则于产后数小时或数天死亡。无脑儿外观颅骨缺失、双眼暴突、颈短。

2.脊柱裂

脊柱裂是指由于先天性的椎管闭合不全,在脊柱的背或腹侧形成裂口,可伴或不伴有脊膜、神经成分突出的畸形。可分为囊性脊柱裂和隐性脊柱裂,前者根据膨出物与神经、脊髓组织的病理关系分为脊膜膨出、脊髓脊膜膨出和脊髓裂。囊性脊柱裂的患儿于出生后即见在脊椎后纵轴线上有囊性包块突起,呈圆形或椭圆形,大小不等,有的有细颈或蒂,有的基底部较大无颈。脊髓脊膜膨出均有不同程度神经系统症状和体征,患儿下肢无力或足畸形,大小便失禁或双下肢呈完全弛缓性瘫痪。脊髓裂生后即可看到脊髓外露，局部无包块，有脑脊液漏出，常并有严重神经功能障碍，不能存活。囊性脊柱裂几乎均须手术治疗。隐性脊柱裂为单纯骨性裂隙，常见于腰骶部第五腰椎和第一骶椎。病变区域皮肤大多正常，少数显示色素沉着、毛细血管扩张、皮肤凹陷、局部多毛现象。在婴幼儿无明显症状；长大以后可出现腰腿痛或排尿排便困难。

孕期孕妇血清 AFP 异常升高，B 超排畸筛查可发现部分脊柱排列不规则或有不规则囊性物膨出，常伴有 Lemon 征（双顶径测定断面颅骨轮廓呈柠檬状）和 Banana 征（小脑测定断面小脑呈香蕉状）。孕前 3 个月起至孕后 3 个月补充叶酸，可有效预防脊柱裂发生。

（五）脑积水

脑积水与胎儿畸形、感染、遗传综合征、脑肿瘤等有关。最初表现为轻度脑室扩张，处于动态变化过程。单纯轻度脑室扩张无严重后果，但当脑脊液大量蓄积，引起颅压升高、脑室扩张、脑组织受压，颅腔体积增大、颅缝变宽、囟门增大时，则会引起胎儿神经系统后遗症，特别是合并其他畸形或遗传综合征时，则预后不良。孕期动态 B 超检查有助于诊断。对于严重脑室扩张伴有头围增大时，或合并有 Dandy-Walker 综合征等其他异常时，建议终止妊娠。

（六）唐氏综合征

唐氏综合征又称 21-三体综合征或先天愚型，是最常见的染色体异常。发病率为1/800。根据染色体核型的不同，唐氏综合征分为三种类型，即单纯 21-三体型、嵌合型和易位型。唐氏综合征的发生起源于卵子或精子发生的减数分裂过程中随机发生的染色体的不分离现象，导致 21 号染色体多了一条，破坏了正常基因组遗传物质间的平衡，造成患儿智力低下，颅面部畸形及特殊面容，肌张力低下，多并发先天性心脏病，患者白血病的发病率增高，为普通人群的 10～20 倍。生活难以自理，患者预后一般较差，50%于 5 岁前死亡。目前对唐氏综合征缺乏有效的治疗方法。

通过妊娠早、中期唐氏综合征母体血清学检测（早期 PAPP-A、游离 β-HCG，中期 AFP、β-HCG和 uE_3 等），结合 B 超检查，可检测 90%以上的唐氏综合征。对高风险胎儿，通过绒毛活检或羊水穿刺或脐血穿刺等技术做染色体核型分析可以确诊。一旦确诊，建议终止妊娠。

多数单纯 21-三体型唐氏综合征患者的产生是由于配子形成中随机发生的，其父母多正常，没有家族史，与高龄密切相关。因此，即使夫妇双方均不是唐氏综合征患者，仍有可能怀有唐氏综合征的胎儿。易位型患者通常由父母遗传而来，对于父母一方为染色体平衡易位时，所生子女中，1/3 正常，1/3 为易位型患者，1/3 为平衡易位型携带者。如果父母之一为 21/21 平衡易位携带者，其活婴中全部为 21/21 易位型患者。

四、辅助检查

随着母胎医学的发展，现在很多胎儿畸形可以在产前发现或干预，采用的手段有以下几方面。

(一)产科 B 超检查

除早期 B 超确定宫内妊娠、明确孕周、了解胚胎存活发育情况外，早期妊娠和中期妊娠遗传学超声筛查，可以发现 70%以上的胎儿畸形。

(二)母体血清学筛查

可用于胎儿染色体病特别是唐氏综合征的筛查。早孕期检测 PAPPA 和 β-HCG，中孕期检测 AFP、β-HCG 和 uE_3，是广泛应用的组合。优点是无创伤性，缺点是只能提供风险率，不能确诊。

(三)侵入性检查

孕早期绒毛吸取术，孕中期羊膜腔穿刺术和孕中晚期脐带穿刺术可以直接取样，进行胎儿细胞染色体诊断。

(四)胎儿镜

有创、直观，对发现胎儿外部畸形(包括一些 B 超不能发现的小畸形)优势明显，但胎儿高流失率阻碍其临床广泛应用。

(五)孕前及孕期母血 TORCH 检测

有助于了解胎儿畸形的风险与病因。

(六)分子生物学技术

从孕妇外周血中富集胎儿来源的细胞或遗传物质，联合应用流式细胞仪、单克隆抗体技术、聚合酶链反应技术进行基因诊断，是胎儿遗传疾病产前诊断的发展方向。

五、预防和治疗

预防出生缺陷应实施三级预防。一级预防是通过健康教育、选择最佳生育时机、遗传咨询、孕前保健、合理营养、避免接触放射线和有毒有害物质、预防感染、谨慎用药、戒烟戒酒等孕前阶段综合干预，减少出生缺陷的发生。二级预防是通过孕期筛查和产前诊断识别胎儿严重先天缺陷，早期发现，早期干预，减少缺陷儿的出生。三级预防是指对新生儿疾病的早期筛查、早期诊断、及时治疗，避免或减轻致残，提高患儿生活质量和生存概率。

建立、健全围生期保健网，向社会广泛宣传优生知识，避免近亲婚配或严重的遗传病患者婚配，同时提倡适龄生育，加强遗传咨询和产前诊断，注意环境保护，减少各种环境致畸因素的危害，可有效地降低各种先天畸形儿的出生率。

对于无脑儿、严重脑积水、法洛四联症、唐氏综合征等致死性或严重畸形，一经确诊应行引产术终止妊娠；对于有存活机会且能通过手术矫正的先天畸形，分娩后转有条件的儿科医院进一步诊治。宫内治疗胎儿畸形国内外有一些探索并取得疗效，如双胎输血综合征的宫内激光治疗，胎儿心律失常的宫内药物治疗等。对于胎儿畸形的宫内外科治疗，争议较大，需要进一步研究探索。

第五章

异常分娩

第一节　胎位异常

胎位异常是造成难产的常见因素之一。分娩时枕前位约占90%，而胎位异常约占10%。其中胎头位置异常居多。有因胎头在骨盆内旋转受阻的持续性枕横位、持续性枕后位。有因胎头俯屈不良呈不同程度仰伸的面先露、额先露；还有高直位、前不均倾位等。总计占6%～7%，胎产式异常的臀先露占3%～4%，肩先露极少见。此外还有复合先露。

一、持续性枕横位

在分娩过程中，胎头以枕后位或枕横位衔接，在下降过程中，强有力的子宫收缩多能使胎头向前转135°或90°，转成枕前位而自然分娩。如胎头持续不能转向前方，直至分娩后期，仍然位于母体骨盆的后方或侧方，致使发生难产者，称为持续性枕后位(图5-1)或持续性枕横位。

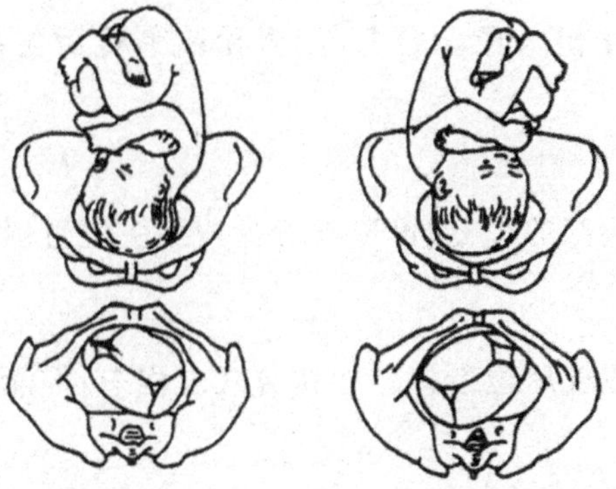

A. 枕左后位　　B. 枕右后位

图5-1　持续性枕后位

(一)原因

1.骨盆狭窄

男人型骨盆或类人猿型骨盆,其特点是入口平面前半部较狭窄,后半部较宽大,胎头较容易以枕后位或枕横位衔接,又常伴中骨盆狭窄,影响胎头在中骨盆平面向前旋转,致使成为持续性枕后位或持续性枕横位。

2.胎头俯屈不良

如胎头以枕后位衔接,胎儿脊柱与母体脊柱接近,不利于胎头俯屈,胎头前囟成为胎头下降的最低部位,而最低点又常转向骨盆前方,当前囟转至前方或侧方时,胎头枕部转至后方或侧方,形成持续性枕后位或持续性枕横位。

(二)诊断

1.临床表现

临产后,胎头衔接较晚或俯屈不良,由于枕后位的胎先露部不易紧贴宫颈和子宫下段,常导致子宫收缩乏力及宫颈扩张较慢;因枕骨持续位于骨盆后方压迫直肠,产妇自觉肛门坠胀及排便感,致使宫口尚未开全时,过早使用腹压,容易导致宫颈前唇水肿和产妇疲劳,影响产程进展,常导致第二产程延长。

2.腹部检查

头位胎背偏向母体的后方或侧方,母体腹部的 2/3 被胎体占有,而肢体占 1/3者为枕前位,胎体占 1/3 而肢体占 2/3 为枕后位。

3.阴道(肛门)检查

宫颈部分扩张或开全时,感到盆腔后部空虚,胎头矢状缝位于骨盆斜径上,前囟在骨盆右前方,后囟(枕部)在骨盆左后方为枕左后位,反之为枕右后位;当发现产瘤(胎头水肿)、颅骨重叠,囟门触不清时,需借助胎儿耳郭及耳屏位置及方向判定胎位。如耳郭朝向骨盆后方,则可诊断为枕后位;如耳郭朝向骨盆侧方,则为枕横位。

4.B超检查

根据胎头颜面及枕部的位置,可以准确探清胎头位置以明确诊断。

(三)分娩机制

胎头多以枕横位或枕后位衔接。如在分娩过程中,不能转成枕前位时,可有以下两种分娩机制。

1.枕左后(枕右后)

胎头枕部到达中骨盆向后行 45°内旋转,使矢状缝与骨盆前后径一致,胎儿枕部朝向骶骨成枕后位。其分娩方式有两种。

(1)胎头俯屈较好：当胎头继续下降至前囟抵达耻骨弓下时，以前囟为支点，胎头俯屈，使顶部和枕部自会阴前缘娩出，继之胎头仰伸，相继由耻骨联合下娩出额、鼻、口、颏。此种分娩方式为枕后位经阴道分娩最常见的方式(图 5-2A)。

(2)胎头俯屈不良：当鼻根出现在耻骨联合下缘时，以鼻根为支点，胎头先俯屈，从会阴前缘娩出前囟、顶及枕部，然后胎头仰伸，使鼻、口、颏部相继由耻骨联合下娩出(图 5-2B)。因胎头以较大的枕额周径旋转，胎儿娩出困难，多须手术助产。

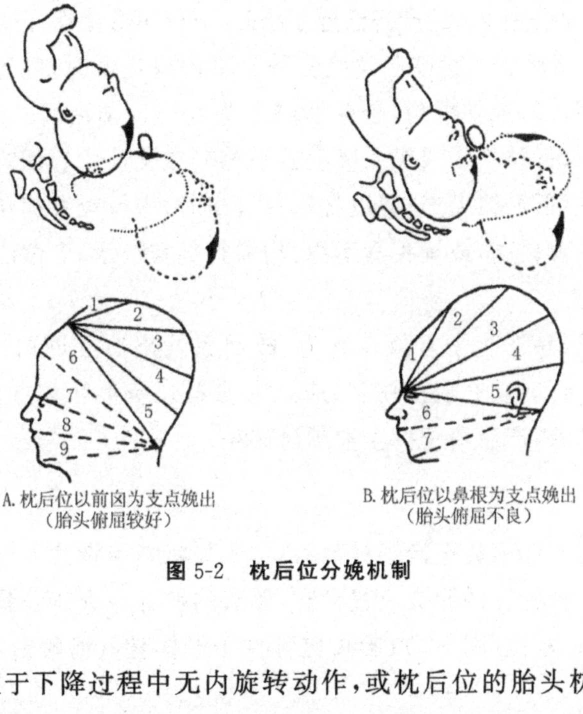

A. 枕后位以前囟为支点娩出
(胎头俯屈较好)

B. 枕后位以鼻根为支点娩出
(胎头俯屈不良)

图 5-2　枕后位分娩机制

2.枕横位

部分枕横位于下降过程中无内旋转动作，或枕后位的胎头枕部仅向前旋转45°成为持续性枕横位，多数须徒手将胎头转成枕前位后自然或助产娩出。

(四)对母儿的影响

1.对产妇的影响

常导致继发子宫收缩乏力，产程延长，常需手术助产；且容易发生软产道损伤，增加产后出血及感染的机会；如胎头长时间压迫软产道，可发生缺血、坏死、脱落，形成生殖道瘘。

2.对胎儿的影响

由于第二产程延长和手术助产机会增多，常引起胎儿窘迫和新生儿窒息，使围生儿发病率和病死率增高。

(五)治疗

1.第一产程

严密观察产程,让产妇朝向胎背侧方向侧卧,以利胎头枕部转向前方。如子宫收缩欠佳,可静脉滴注缩宫素。宫口开全之前,嘱产妇不要过早屏气用力,以免引起宫颈水肿而阻碍产程进展。如果产程无明显进展,或出现胎儿窘迫,需行剖宫产术。

2.第二产程

如初产妇已近2小时,经产妇已近1小时,应行阴道检查,再次判断头盆关系,决定分娩方式。当胎头双顶径已达坐骨棘水平面或更低时,可先行徒手转儿头,待枕后位或枕横位转成枕前位,使矢状缝与骨盆出口前后径一致,可自然分娩,或阴道手术助产(低位产钳或胎头吸引器);如转成枕前位有困难时,也可向后转成正枕后位,再以低产钳助产,但以枕后位娩出时,需行较大侧切,以免造成会阴裂伤。如胎头位置较高,或疑头盆不称,均需行剖宫产术,中位产钳禁止使用。

3.第三产程

因产程延长,易发生子宫收缩乏力,故胎盘娩出后立即肌内注射子宫收缩剂,防止产后出血;有软产道损伤者,应及时修补。新生儿重点监护。手术助产及有软产道裂伤者,产后给予抗生素预防感染。

二、高直位

胎头以不屈不仰姿势衔接于骨盆入口,其矢状缝与骨盆入口前后径一致,称为高直位。是一种特殊的胎头位置异常:胎头的枕骨在母体耻骨联合的后方,称高直前位,又称枕耻位(图5-3);胎头枕骨位于母体骨盆骶岬前,称高直后位,又称枕骶位(图5-4)。

(一)诊断

1.临床表现

临产后胎头不俯屈,胎头进入骨盆入口的径线增大,胎头迟迟不能衔接,胎头下降缓慢或停滞,宫颈扩张也缓慢,致使产程延长。

2.腹部检查

枕耻位时,胎背靠近腹前壁,不易触及胎儿肢体,胎心位置稍高在腹中部听得较清楚;枕骶位时,胎儿小肢体靠近腹前壁,有时在耻骨联合上方,可清楚地触及胎儿下颏。

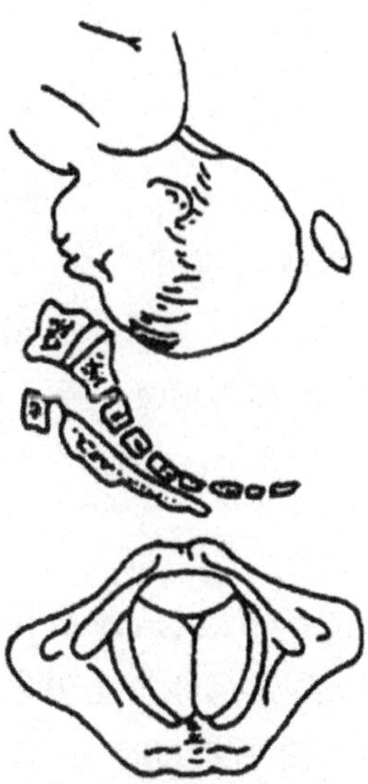

图 5-3 高直前位(枕耻位)

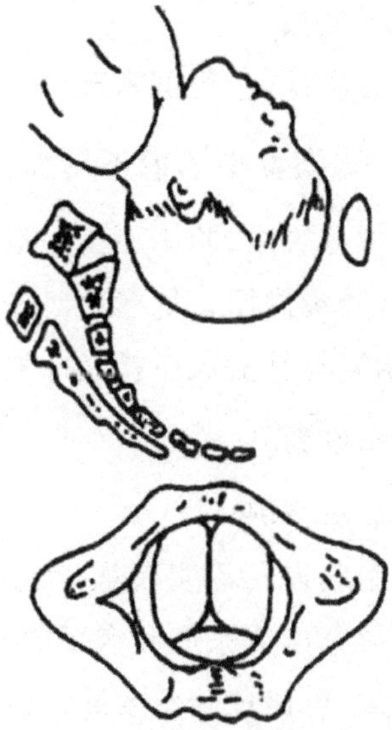

图 5-4 高直后位(枕骶位)

3.阴道检查

阴道检查发现胎头矢状缝与骨盆前后径一致,前囟在耻骨联合后,后囟在骶骨前,为枕骶位,反之为枕耻位。由于胎头紧嵌于骨盆入口处,妨碍胎头与宫颈的血液循环,阴道检查时常可发现产瘤,其范围与宫颈扩张程度相符合。一般直径为 3~5 cm,产瘤一般在两顶骨之间,因胎头由不同程度的仰伸所致。

(二)分娩机制

1.枕耻位

如胎儿较小,子宫收缩强,可使胎头俯屈、下降,双顶径达坐骨棘平面以下时,可能经阴道分娩;但胎头俯屈不良而无法入盆时,需行剖宫产。

2.枕骶位

胎背与母体腰骶部贴近,妨碍胎头俯屈及下降,使胎头处于高浮状态,迟迟不能入盆。

(三)治疗

1.枕耻位

可给予试产,加速子宫收缩,促使胎头俯屈,有望阴道分娩或手术助产,如试产失败,应行剖宫产。

2.枕骶位

一经确诊，应行剖宫产。

三、枕横位中的前不均倾位

头位分娩中，胎头不论采取枕横位、枕后位或枕前位通过产道，均可发生不均倾势（胎头侧屈），枕横位时较多见，枕前位与枕后位时较罕见。而枕横位的胎头（矢状缝与骨盆入口横径一致）如以前顶骨先入盆则称为前不均倾。

（一）诊断

1.临床表现

因胎头迟迟不能入盆，宫颈扩张缓慢或停滞，使产程延长，前顶骨紧嵌于耻骨联合后方压迫尿道和宫颈前唇，导致尿潴留，宫颈前唇水肿及胎膜早破。胎头受压过久，可出现胎头水肿，又称产瘤。左枕横时产瘤于右顶骨上；右枕横时产瘤于左顶骨上。

2.腹部检查

前不均倾时胎头不易入盆。临产早期，于耻骨联合上方可扪到前顶部，随产程进展，胎头继续侧屈使胎头与胎肩折叠于骨盆入口处，因胎头折叠于胎肩之后，使胎肩高于耻骨联合平面，于耻骨联合上方只能触到一侧胎肩而触不到胎头。

3.阴道检查

胎头矢状缝在骨盆入口横径上，向后移靠近骶岬，同时前后囟一起后移，前顶骨紧紧嵌于耻骨联合后方，致使盆腔后半部空虚，而后顶骨大部分嵌在骶岬之上（图 5-5）。

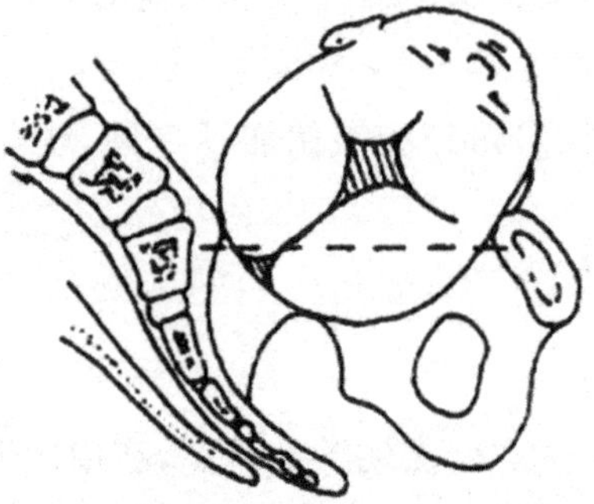

图 5-5　**前不均倾位**

(二)分娩机制

以枕横位入盆的胎头侧屈,多数以后顶骨先入盆,滑入骶岬下骶骨凹陷区,前顶骨再滑下去,至耻骨联合成为均倾姿势;少数以前顶骨先入盆,由于耻骨联合后面平直,前顶骨受阻,嵌顿于耻骨联合后面,而后顶骨架在骶岬之上,无法下降入盆。

(三)治疗

一经确诊为前不均倾位,应尽快行剖宫产术。

四、面先露

面先露多于临产后发现,是因为胎头极度仰伸,使胎儿枕部与胎背接触。面先露以颏为指示点,有颏左前、颏左横、颏左后、颏右前、颏右横和颏右后 6 种胎位。以颏左前和颏右后多见,经产妇多于初产妇。

(一)诊断

1.腹部检查

因胎头极度仰伸入盆受阻,胎体伸直,宫底位置较高。颏左前时,在母体腹前壁容易扪及胎儿肢体,胎心由胸部传出,故在胎儿肢体侧的下腹部听得清楚。颏右后时,于耻骨联合上方可触及胎儿枕骨隆突与胎背之间有明显的凹陷,胎心遥远而弱。

2.阴道(肛门)检查

阴道检查可触到高低不平、软硬不均的颜面部,如宫口开大时,可触及胎儿的口、鼻、颧骨及眼眶,并根据颏部所在位置确定其胎位。

(二)分娩机制

1.颏左前

胎头以仰伸姿势入盆、下降,胎儿面部达骨盆底时,胎头极度仰伸,颏部为最低点,故转向前方。胎头继续下降并极度仰伸,当颏部自耻骨弓下娩出后,极度仰伸的胎颈前面处于产道的小弯(耻骨联合),胎头俯屈时,胎头后部能够适应产道的大弯(骶骨凹),使口、鼻、眼、额、前囟及枕部自会阴前缘相继娩出(图 5-6),但产程明显延长。

2.颏右后

胎儿面部达骨盆底后,有可能经内旋转 135°以颏左前娩出(图 5-7A)。如因内旋转受阻,成为持续性颏右后,胎颈极度伸展,不能适应产道的大弯,足月活胎不能经阴道娩出(图 5-7B)。

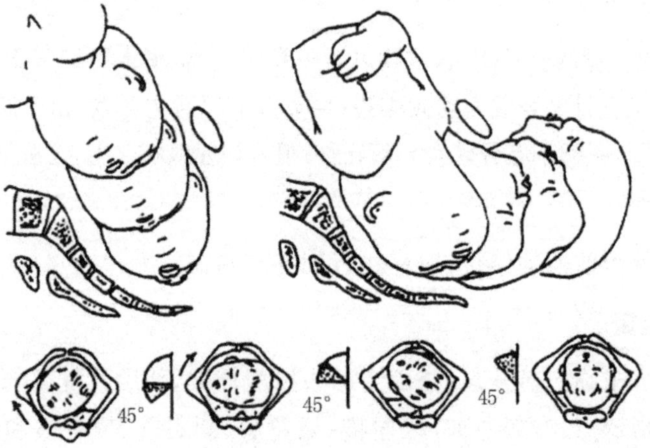

图 5-6　颜面位分娩机制

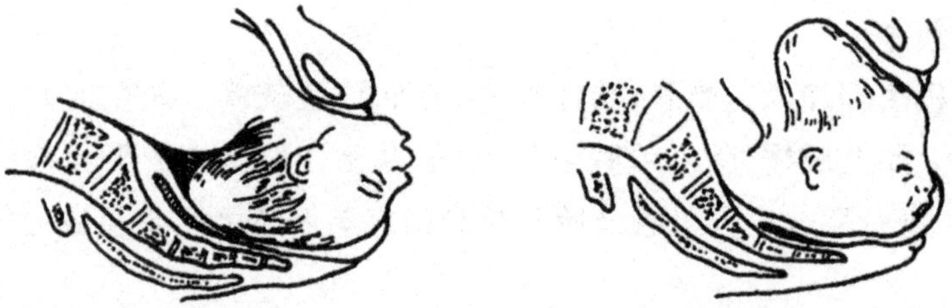

A. 颏前位可以自然娩出　　B. 持续性颏后位不能自然娩出

图 5-7　颏前位及颏后位分娩示意图

(三)对母儿的影响

1.对产妇的影响

颏左前时因胎儿面部不能紧贴子宫下段及宫颈，常引起子宫收缩乏力，致使产程延长，颜面部骨质不能变形，易发生会阴裂伤。颏右后可发生梗阻性难产，如不及时发现，准确处理，可导致子宫破裂，危及产妇生命。

2.对胎儿和新生儿的影响

胎儿面部受压变形，颜面皮肤青紫、肿胀，尤以口唇为著，影响吸吮，严重时会发生会厌水肿影响呼吸和吞咽。新生儿常于出生后保持仰伸姿势达数天之久。

(四)治疗

1.颏左前

如无头盆不称，产力良好，经产妇有可能自然分娩或行产钳助娩；初产妇有头盆不称或出现胎儿窘迫征象时，应行剖宫产。

2.颏右后

应行剖宫产术。如胎儿畸形，无论颏左前或颏右后，均应在宫口开全后，全麻下行穿颅术结束分娩，术后常规检查软产道，如有裂伤，应及时缝合。

五、臀先露

臀先露是最常见的异常胎位，占妊娠足月分娩的3%～4%。因胎头比胎臀大，且分娩时后出胎头无法变形，往往娩出困难；加之脐带脱垂较常见，使围生儿死亡率增高，为枕先露的3～8倍。臀先露以骶骨为指示点，有骶左前、骶左横、骶左后、骶右前、骶右横和骶右后6种胎位。

(一)原因

妊娠30周以前，臀先露较多见，妊娠30周以后，多能自然转成头先露。持续为臀先露原因尚不十分明确，可能的因素有以下几种。

1.胎儿在宫腔内活动范围过大

羊水过多，经产妇腹壁松弛以及早产儿羊水相对偏多，胎儿在宫腔内自由活动形成臀先露。

2.胎儿在宫腔内活动范围受限

子宫畸形(如单角子宫、双角子宫等)、胎儿畸形(如脑积水等)、双胎、羊水过少、脐带缠绕致脐带相对过短等均易发生臀先露。

3.胎头衔接受阻

狭窄骨盆、前置胎盘、肿瘤阻塞盆腔等，也易发生臀先露。

(二)临床分类

根据胎儿两下肢的姿势分为以下几种。

1.单臀先露或腿直臀先露

胎儿双髋关节屈曲，双膝关节直伸。以臀部为先露，最多见。

2.完全臀先露或混合臀先露

胎儿双髋关节及膝关节均屈曲，有如盘膝坐，以臀部和双足为先露，较多见。

3.不完全臀先露

胎儿以一足或双足、一膝或双膝或一足一膝为先露，膝先露是暂时的，随产程进展或破水后发展为足先露，较少见。

(三)诊断

1.临床表现

孕妇常感肋下有圆而硬的胎头,由于胎臀不能紧贴子宫下段及宫颈,常导致子宫收缩乏力,宫颈扩张缓慢,致使产程延长。

2.腹部检查

子宫呈纵椭圆形,胎体纵轴与母体纵轴一致,在宫底部可触到圆而硬、按压有浮球感的胎头;而在耻骨联合上方可触到不规则、软且宽的胎臀,胎心在脐左(或右)上方听得最清楚。

3.阴道(肛门)检查

在肛查不满意时,阴道检查可扪及软而不规则的胎臀或触到胎足、胎膝,同时了解宫颈扩张程度及有无脐带脱垂发生。如胎膜已破,可直接触到胎臀,外生殖器及肛门,如触到胎足时,应与胎手相鉴别(图 5-8)。

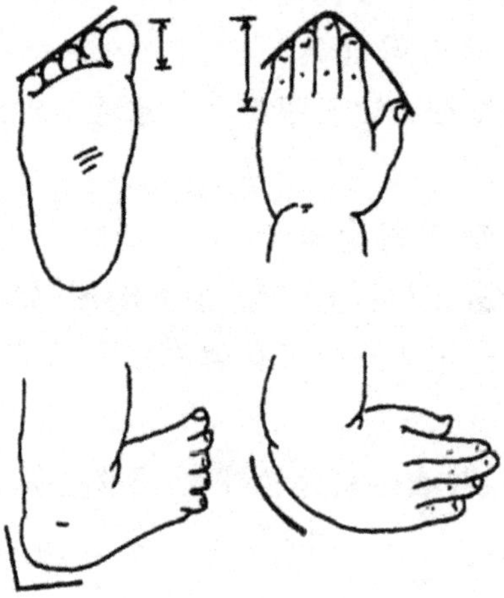

图 5-8 胎手与胎足的区别

4.B超检查

B 超能准确探清臀先露类型与胎儿大小,胎头姿势等。

(四)分娩机制

在胎体各部中,胎头最大,胎肩小于胎头,胎臀最小。头先露时,胎头一经娩出,身体其他部分随即娩出,而臀先露时则不同,较小而软的胎臀先娩出,最大的胎头则最后娩出。为适合产道的条件,胎臀、胎肩、胎头需按一定机制适应产道条件方能娩出,故需要掌握胎臀、胎肩及胎头三部分的分娩机制,以骶右前为例加以阐述。

1.胎臀娩出

临产后，胎臀以粗隆间径衔接于骨盆入口右斜径上，骶骨位于右前方，胎臀继续下降，前髋下降稍快，故位置较低，抵达骨盆底遭到阻力后，前髋向母体右侧行 45°内旋转，使前髋位于耻骨联合后方，此时粗隆间径与母体骨盆出口前后径一致。胎臀继续下降，胎体侧屈以适应产道弯曲度，后髋先从会阴前缘娩出，随即胎体稍伸直，使前髋从耻骨弓下娩出，继之，双腿双足娩出，当胎臀及两下肢娩出后，胎体行外旋转，使胎背转向前方或右前方。

2.胎肩娩出

当胎体行外旋转的同时，胎儿双肩径衔接于骨盆入口右斜径或横径上，并沿此径线逐渐下降，当双肩达骨盆底时，前肩向右旋转 45°转至耻骨弓下，使双肩径与骨盆中、出口前后径一致。同时胎体侧屈使后肩及后上肢从会阴前缘娩出。继之，前肩及前上肢从耻骨弓下娩出。

3.胎头娩出

当胎肩通过会阴时，胎头矢状缝衔接于骨盆入口左斜径或横径上，并沿此径线逐渐下降，同时胎头俯屈，当枕骨达骨盆底时，胎头向母体左前方旋转 45°，使枕骨朝向耻骨联合。胎头继续下降。当枕骨下凹到达耻骨弓下缘时，以此处为支点，胎头继续俯屈，使颏、面及额部相继自会阴前缘娩出，随后枕部自耻骨弓下娩出。

(五)对母儿的影响

1.对产妇的影响

胎臀不规则，不能紧贴子宫下段及宫颈，容易发生胎膜早破或继发性子宫收缩乏力，增加产褥感染与产后出血的风险，如宫口未开全强行牵拉，容易造成宫颈撕裂，甚至延及子宫下段。

2.对胎儿和新生儿的影响

胎臀高低不平，对前羊膜囊压力不均匀，常致胎膜早破，脐带脱垂，造成胎儿窘迫甚至胎死宫内。由于娩出胎头困难，可发生新生儿窒息、臂丛神经损伤及颅内出血等。

(六)治疗

1.妊娠期

妊娠 30 周前，臀先露多能自行转成头位，如妊娠 30 周后仍为臀先露应注意寻找形成臀位原因。

2.分娩期

分娩期应根据产妇年龄、胎次、骨盆大小、胎儿大小、臀先露类型以及有无并发症，于临产初期做出正确判断，决定分娩方式。

(1)择期剖宫产的指征：狭窄骨盆、软产道异常、胎儿体重>3 500 g、儿头仰伸、胎儿窘迫、高龄初产、有难产史、不完全臀先露等。

(2)决定阴道分娩的处理：可根据不同的产程分别处理。

第一产程：产妇应侧卧，不宜过多走动，少做肛查，不灌肠，尽量避免胎膜破裂。一旦破裂，立即听胎心。如胎心变慢或变快，立即肛查，必要时阴道检查，了解有无脐带脱垂。如脐带脱垂，胎心好，宫口未开全，为抢救胎儿，需立即行剖宫产术。如无脐带脱垂，可严密观察胎心及产程进展。如出现子宫收缩乏力，应设法加强子宫收缩，当宫口开大 4～5 cm 时胎足即可经宫口娩出阴道。为了使宫颈和阴道充分扩张，消毒外阴之后，使用“堵”外阴方法。当子宫收缩时，用消毒巾以手掌堵住阴道口让胎臀下降，避免胎足先下降。待宫口及阴道充分扩张后才让胎臀娩出。此法有利于后出胎头的顺利娩出。在堵的过程中，应每隔 10～15 分钟听胎心1 次，并注意宫口是否开全。宫口已开全再堵易引起胎儿窘迫或子宫破裂。宫口近开全时，要做好接生和抢救新生儿窒息的准备。

第二产程：接生前，应导尿，排空膀胱。初产妇应做会阴侧切术。可有 3 种分娩方式。①自然分娩：胎儿自然娩出，不做任何牵拉，极少见，仅见于经产妇、胎儿小、产力好、产道正常者。②臀助产术：当胎臀自然娩出至脐部后，胎肩及后出胎头由接生者协助娩出。脐部娩出后，胎头娩出最长不能超过 8 分钟。③臀牵引术：胎儿全部由接生者牵引娩出。此种手术对胎儿损伤大，不宜采用。

第三产程：产程延长，易并发子宫乏力性出血。胎盘娩出后，应静推或肌内注射缩宫素防止产后出血。手术助产分娩于产后常规检查软产道，如有损伤，应及时缝合，并给抗生素预防感染。

六、肩先露

胎体纵轴和母体纵轴相垂直为横产式，胎体横卧于骨盆入口之上，先露部为肩，称为肩先露。肩先露占妊娠足月分娩总数的 0.1%～0.25%，是对母儿最不利的胎位。除死胎和早产儿肢体可折叠娩出外，足月活胎不可能经阴道娩出。如不及时处理，容易造成子宫破裂，威胁母儿生命。根据胎头在母体左(右)侧和胎儿肩胛朝向母体前(后)方，分为肩左前、肩右前、肩左后和肩右后 4 种胎位。

(一)原因

与臀先露发生原因类似，初产妇肩先露首先必须排除狭窄骨盆和头盆不称。

(二)诊断

1.临床表现

先露部胎肩不能紧贴子宫下段及宫颈,缺乏直接刺激,容易发生子宫收缩乏力,胎肩对宫颈压力不均匀,容易发生胎膜早破,破膜后羊水迅速外流,胎儿上肢或脐带容易脱出,导致胎儿窘迫,甚至胎死宫内。随着子宫收缩不断加强,胎肩及胸廓一部分被挤入盆腔内,胎体折叠弯曲,胎颈被拉长,上肢脱出于阴道口外,胎头和胎臀仍被阻于骨盆入口上方,形成嵌顿性或忽略性肩先露(图 5-9)。

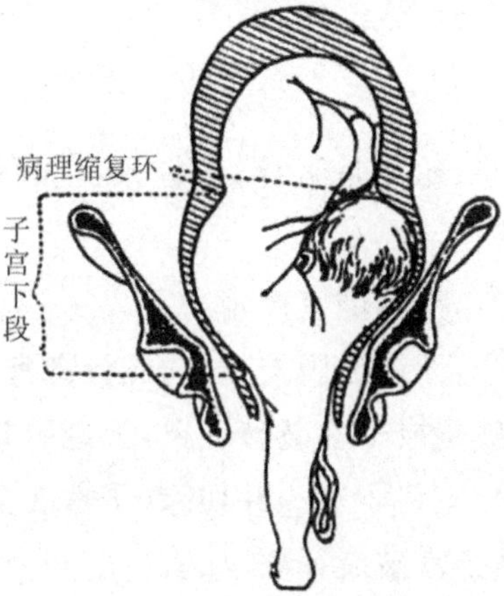

图 5-9 忽略性肩先露

子宫收缩继续加强,子宫上段越来越厚,子宫下段被动扩张越来越薄,由于子宫上下段肌壁厚薄相差悬殊,形成环状凹陷,并随子宫收缩逐渐升高,甚至可达脐上,形成病理缩复环,是子宫破裂的先兆。如不及时处理,将发生子宫破裂。

2.腹部检查

子宫呈横椭圆形,子宫底高度低于妊娠周数,子宫横径宽,宫底部及耻骨联合上方较空虚,在母体腹部一侧可触到胎头,另侧可触到胎臀。肩左前时,胎背朝向母体腹壁,触之宽大平坦。胎心于脐周两侧听得最清楚。根据腹部检查多可确定胎位。

3.阴道(肛门)检查

胎膜未破者,因胎先露部浮动于骨盆入口上方,肛查不易触及胎先露部;如胎膜已破,宫口已扩张者,阴道检查可触到肩胛骨或肩峰、肋骨及腋窝。腋窝尖端示胎儿头端,据此可决定胎头在母体左(右)侧,肩胛骨朝向母体前(后)方,可决定肩前(后)位。例如,胎头于母体右侧,肩胛骨朝向后方,则为肩右后位。胎手若已脱出阴道口外,可用握手法鉴别是胎儿左手或右手,因检查者只能与胎儿同侧手相握，例如肩右前位时左手脱出，检查者用左手与胎儿左手相握。余类推。

4.B超检查

B超检查能准确探清肩先露，并能确定具体胎位。

（三）治疗

1.妊娠期

妊娠后期发现肩先露应及时矫正。可采用胸膝卧位或试行外倒转术转成纵产式（头先露或臀先露）并包扎腹部以固定产式。如矫正失败，应提前入院决定分娩方式。

2.分娩期

根据胎产式、胎儿大小、胎儿是否存活、宫颈扩张程度、胎膜是否破裂、有无并发症等决定分娩方式。

（1）足月，活胎，未临产，择期剖宫产术。

（2）足月，活胎，已临产，无论破膜与否，均应行剖宫产术。

（3）已出现先兆子宫破裂或子宫破裂征象，无论胎儿存活，均应立即剖宫产，术中如发现宫腔感染严重，应将子宫一并切除（子宫次全切除术或子宫全切术）。

（4）胎儿已死，无先兆子宫破裂征象，如宫口已开全，可在全麻下行断头术或毁胎术。术后应常规检查子宫下段、宫颈及阴道有无裂伤。如有裂伤应及时缝合。注意预防产后出血，并需应用抗生素预防感染。

七、复合先露

胎先露部（胎头或胎臀）伴有肢体（上肢或下肢）同时进入骨盆入口，称为复合先露。临床以头与手的复合先露最常见，多发生于早产者，发生率为1.43‰～1.60‰。

（一）诊断

当产程进展缓慢时，做阴道检查发现胎先露旁有肢体而明确诊断。常见胎头与胎手同时入盆。应注意与臀先露和肩先露相鉴别。

（二）治疗

（1）无头盆不称，让产妇向脱出的肢体对侧侧卧，肢体常可自然缩回。脱出的肢体与胎头已入盆，待宫口开全后于全麻下上推肢体，将其回纳，然后经腹压胎头下降，以低位产钳助娩，或行内倒转术助胎儿娩出。

（2）头盆不称或伴有胎儿窘迫征象，应行剖宫产术。

第二节 产力异常

产力包括子宫收缩力、腹肌和膈肌收缩力，以及肛提肌收缩力，其中以子宫收缩力为主。在分娩过程中，子宫收缩的节律性、对称性及极性不正常或强度、频率有改变时，称为子宫收缩力异常。临床上多因产道或胎儿因素异常造成梗阻性难产，使胎儿通过产道阻力增加，导致继发性产力异常。产力异常分为子宫收缩乏力和子宫收缩过强两类。每类又分协调性子宫收缩和不协调性子宫收缩(图 5-10)。

- 子宫收缩力异常
  - 子宫收缩乏力
    - 协调性（低张性）
      - 原发性
      - 继发性
    - 不协调性（高张性）
  - 子宫收缩过强
    - 协调性（急产）
    - 不协调性
      - 强直性子宫收缩（全部子宫肌收缩）
      - 子宫痉挛性狭窄环（部分子宫肌收缩）

图 5-10 子宫收缩力异常的分类

一、子宫收缩乏力

(一)原因

子宫收缩乏力多由几个因素综合引起。

1.头盆不称或胎位异常

胎先露部下降受阻，不能紧贴子宫下段及宫颈，因此不能引起反射性子宫收缩，导致继发性子宫收缩乏力。

2.子宫因素

子宫发育不良，子宫畸形(如双角子宫)、子宫壁过度膨胀(如双胎、巨大胎儿、羊水过多等)，经产妇的子宫肌纤维变性或子宫肌瘤等。

3.精神因素

初产妇尤其是高龄初产妇，精神过度紧张、疲劳均可使大脑皮层功能紊乱，导致子宫收缩乏力。

4.内分泌失调

临产后，产妇体内的雌激素、缩宫素、前列腺素的敏感性降低，影响子宫肌兴奋阈，致使子宫收缩乏力。

5.药物影响

产前较长时间应用硫酸镁，临产后不适当地使用吗啡、哌替啶、巴比妥类等镇静剂与镇痛剂；产程中不适当应用麻醉镇痛等均可使子宫收缩受到抑制。

(二)临床表现

根据发生时期可分为原发性和继发性两种。原发性子宫收缩乏力是指产程开始即子宫收缩乏力，宫口不能如期扩张，胎先露部不能如期下降，产程延长；继发性子宫收缩乏力是指活跃期即宫口开大3 cm及以后出现子宫收缩乏力，产程进展缓慢，甚至停滞。子宫收缩乏力有两种类型，临床表现不同。

1.协调性子宫收缩乏力(低张性子宫收缩乏力)

子宫收缩具有正常的节律性、对称性和极性，但收缩力弱，宫腔压力低(<2.0 kPa)，持续时间短，间歇期长且不规律，当子宫收缩达极期时，子宫体不隆起和变硬，用手指压宫底部肌壁仍可出现凹陷，产程延长或停滞。由于宫腔内压力低，对胎儿影响不大。

2.不协调性子宫收缩乏力(高张性子宫收缩乏力)

子宫收缩的极性倒置，子宫收缩不是起自两侧宫角。子宫收缩的兴奋点来自子宫的一处或多处，节律不协调，子宫收缩时宫底部不强，而是体部和下段强。子宫收缩间歇期子宫壁不能完全松弛，表现为不协调性子宫收缩乏力。这种子宫收缩不能使宫口扩张和胎先露部下降，属无效子宫收缩。产妇自觉下腹部持续疼痛，拒按，烦躁不安，产程长，可导致肠胀气，排尿困难，胎儿胎盘循环障碍，常出现胎儿窘迫。检查时，下腹部常有压痛，胎位触不清，胎心不规律，宫口扩张缓慢，胎先露部下降缓慢或停滞。

3.产程曲线异常

子宫收缩乏力可导致产程曲线异常(图 5-11)。常见以下 4 种。

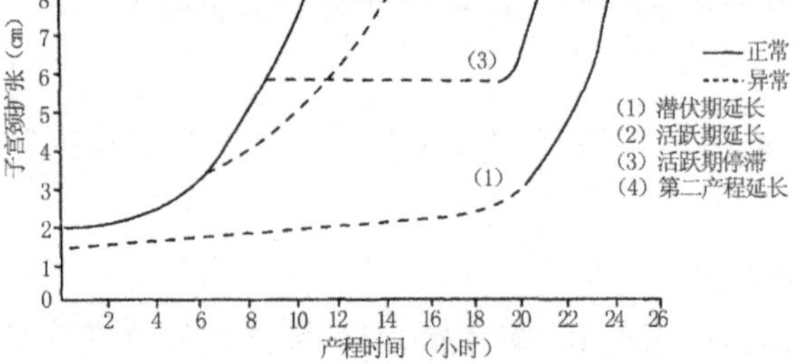

图 5-11　异常的宫颈扩张曲线

(1)潜伏期延长：从临产规律子宫收缩开始至宫口扩张 3 cm 称为潜伏期，初产妇潜伏期约需 8 小时，最大时限为 16 小时。超过 16 小时称为潜伏期延长。

(2)活跃期延长：从宫口扩张 3 cm 至宫口开全为活跃期。初产妇活跃期正常约需 4 小时，最大时限 8 小时，超过 8 小时为活跃期延长。

(3)活跃期停滞：进入活跃期后，宫颈口不再扩张达 2 小时以上，称为活跃期停滞，根据产程中定期阴道(肛门)检查诊断。

(4)第二产程延长：第二产程初产妇超过 2 小时，经产妇超过 1 小时尚未分娩，称为第二产程延长。

以上 4 种异常产程曲线，可以单独存在，也可以合并存在。当总产程超过 24 小时称为滞产。

(三)对母儿影响

1.对产妇的影响

产程延长，产妇休息不好，精神疲惫与体力消耗，可出现疲乏无力、肠胀气、排尿困难等，还可影响子宫收缩，严重时还引起脱水、酸中毒。又由于产程延长，膀胱受压在胎头与耻骨联合之间，导致组织缺血、水肿、坏死，形成瘘，如膀胱阴道瘘或尿道阴道瘘。另外，胎膜早破以及产程中多次阴道(肛门)检查均可增加感染机会；产后子宫收缩乏力，易引起产后出血。

2.对胎儿的影响

子宫收缩乏力影响胎头内旋转，增加手术机会。不协调子宫收缩乏力不能使子宫壁完全放松，影响子宫胎盘循环。胎儿在宫内缺氧，胎膜早破，还易造成脐带受压或脱垂，造成胎儿窘迫，甚至胎死宫内。

(四)治疗

1.协调性子宫收缩乏力

无论是原发性或继发性，一旦出现，首先寻找原因，如判断无头盆不称和胎位异常，估计能经阴道分娩者，考虑采取加强子宫收缩的措施。

(1)第一产程：消除精神紧张，产妇过度疲劳，可给予地西泮 10 mg 缓慢静脉注射或哌替啶 100 mg 肌内注射或静脉注射，经过一段时间，可使子宫收缩力转强；对不能进食者，可经静脉输液，10%葡萄糖液 500～1 000 mL 内加维生素 C 2 g，伴有酸中毒时可补充 5%碳酸氢钠。经过处理，子宫收缩力仍弱，可选用下列方法加强子宫收缩。

人工破膜：宫颈口开大 3 cm 以上，无头盆不称，胎头已衔接者，可行人工破膜。破膜后，胎头紧贴子宫下段及宫颈，引起反射性子宫收缩，加速产程进展。Bishop 提出用宫颈成熟度评分法估计加强子宫收缩措施的效果。如产妇得分在 ≤3 分，加强子宫收缩均失败，应改用其他方法。4～6 分成功率约为 50%，7～9 分的成功率约为 80%，≥9 分均成功。

缩宫素静脉滴注：适用于子宫收缩乏力、胎心正常、胎位正常、头盆相称者。将缩宫素 1 U 加入 5%葡萄糖液 200 mL 内，以 8 滴/分，即 2.5 mU/min 开始，根据子宫收缩强度调整滴速，维持子宫收缩强度每间隔 2～3 分钟，持续 30～40 秒。缩宫素静脉滴注过程应有专人看守，观察子宫收缩，根据情况及时调整滴速。经过上述处理，如产程仍无进展或出现胎儿窘迫征象，应及时行剖宫产术。

(2)第二产程：第二产程如无头盆不称，出现子宫收缩乏力时也可加强子宫收缩，给予缩宫素静脉滴注，促进产程进展。如胎头双顶径已通过坐骨棘平面，可等待自然娩出，或行会阴侧切后行胎头吸引器或低位产钳助产；如胎头尚未衔接或伴有胎儿窘迫征象，均应立即行剖宫产术结束分娩。

(3)第三产程：为预防产后出血，当胎儿前肩露出于阴道口时，可给予缩宫素 10 U 静脉注射，使子宫收缩增强，促使胎盘剥离与娩出及子宫血窦关闭。如产程长，破膜时间长，应给予抗生素预防感染。

2.不协调子宫收缩乏力

处理原则是镇静，调节子宫收缩，恢复子宫收缩极性。给予强镇静剂哌替啶 100 mg 肌内注射，使产妇充分休息，醒后多能恢复为协调子宫收缩。如未能纠正，或已有胎儿窘迫征象，立即行剖宫产术结束分娩。

(五)预防

(1)应对孕妇进行产前教育，解除孕妇思想顾虑和恐惧心理，使孕妇了解妊娠和分娩均为生理过程，分娩过程中医护人员热情耐心，家属陪产均有助于消除产妇的紧张情绪，增强信心，预防精神紧张所致的子宫收缩乏力。

(2)分娩时鼓励及时进食，必要时静脉补充营养。

(3)避免过多使用镇静药物，产程中使用麻醉镇痛应在宫口开全前停止给药，注意及时排空直肠和膀胱。

二、子宫收缩过强

(一)协调性子宫收缩过强

子宫收缩的节律性、对称性和极性均正常，仅子宫收缩过强、过频，如产道无阻力，宫颈可在短时间内迅速开全，分娩在短时间内结束，总产程不足3小时，称为急产，经产妇多见。

1.对母儿影响

(1)对产妇的影响：子宫收缩过强过频，产程过快，可致宫颈、阴道以及会阴撕裂伤。接生时来不及消毒，可致产褥感染。产后子宫肌纤维缩复不良易发生胎盘滞留或产后出血。

(2)对胎儿和新生儿的影响：子宫收缩过强影响子宫胎盘的血液循环，易发生胎儿窘迫、新生儿窒息甚或死亡；胎儿娩出过快，胎头在产道内受到的压力突然解除，可致新生儿颅内出血；来不及消毒接生，易致新生儿感染；如坠地可致骨折，外伤。

2.处理

(1)有急产史的产妇：在预产期前1～2周不宜外出远走，以免发生意外，有条件应提前住院待产。

(2)临产后不宜灌肠，提前做好接生和抢救新生儿窒息的准备。胎儿娩出时勿使产妇向下屏气。

(3)产后仔细检查软产道，包括宫颈、阴道、外阴，如有撕裂，及时缝合。

(4)新生儿处理：肌内注射维生素K_1每天2 mg，共3天，以预防新生儿颅内出血。

(5)如属未消毒接生，母儿均给予抗生素预防感染，酌情接种破伤风免疫球蛋白。

(二)不协调性子宫收缩过强

1.强直性子宫收缩

强直性子宫收缩多因外界因素造成，如临产后分娩受阻或不适当应用缩宫素，或胎盘早剥血液浸润子宫肌层，均可引起宫颈内口以上部分子宫肌层出现强直性痉挛性子宫收缩。

(1)临床表现：产妇烦躁不安，持续性腹痛，拒按，胎位触不清，胎心听不清，有时还可出现病理缩复环、血尿等先兆子宫破裂征象。

(2)处理：一旦确诊为强直性子宫收缩，应及时给予子宫收缩抑制剂，如25%硫酸镁20 mL加入5%葡萄糖液20 mL缓慢静脉推注。如属梗阻原因，应立即行剖宫产术结束分娩。

2.子宫痉挛性狭窄环

子宫壁某部肌肉呈痉挛性不协调性收缩所形成的环状狭窄，持续不放松，称为子宫痉挛性狭窄环。多在子宫上下段交界处，也可在胎体某一狭窄部，以胎颈、胎腰处常见(图 5-12)。

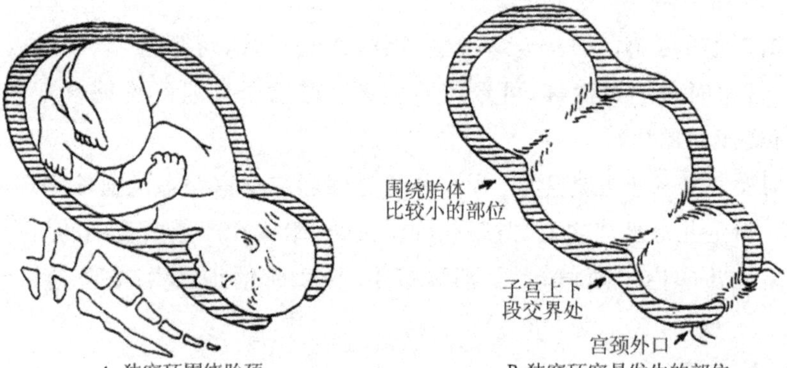

A 狭窄环围绕胎颈　　B 狭窄环容易发生的部位

图 5-12　子宫痉挛性狭窄环

(1)原因：多因精神紧张、过度疲劳以及不适当地应用子宫收缩剂或粗暴地进行产科处理所致。

(2)临床表现：产妇出现持续性腹痛，烦躁不安，宫颈扩张缓慢，胎先露下降停滞。胎心时快时慢，阴道检查可触及狭窄环。子宫痉挛性狭窄环特点是此环不随子宫收缩上升。

(3)处理：认真寻找原因，及时纠正。禁止阴道内操作，停用缩宫素。如无胎儿窘迫征象，可给予哌替啶 100 mg 肌内注射，一般可消除异常子宫收缩。当子宫收缩恢复正常，可行阴道手术助产或等待自然分娩。如经上述处理，狭窄环不缓解，宫口未开全，胎先露部高，或已伴有胎儿窘迫，应立即行剖宫产术。如胎儿已死亡，宫口开全，则可在全麻下经阴道分娩。

第三节　产 道 异 常

产道包括骨产道(骨盆腔)与软产道(子宫下段、宫颈、阴道、外阴)，是胎儿经阴道娩出的通道。产道异常可使胎儿娩出受阻，临床上以骨产道异常多见。

一、骨产道异常

骨盆径线过短或形态异常，致使骨盆腔小于胎先露部可通过的限度，阻碍胎先露部下降，称骨盆狭窄。狭窄骨盆可以为一个径线过短或多个径线同时过短，也可为一个平面狭窄或多个平面同时狭窄。当一个径线狭窄时要观察同一个平面其他径线的大小，再结合整个骨盆腔大小与形态进行综合分析，做出正确判断。

(一)分类

1.骨盆入口平面狭窄

骨盆入口平面狭窄以扁平骨盆为代表，主要为入口平面前后径过短。狭窄分 3 级：Ⅰ级(临界性)，绝大多数可以自然分娩，骶耻外径 18 cm，真结合径 10 cm；Ⅱ级(相对性)，经试产来决定可否经阴道分娩，骶耻外径 16.5～17.5 cm，真结合径 8.5～9.5 cm；Ⅲ级(绝对性)，骶耻外径≤16.0 cm，真结合径≤8.0 cm，足月胎儿不能经过产道，必须行剖宫产终止妊娠。在临床中常遇到的是前两种，我国妇女常见以下两种类型。

(1)单纯扁平骨盆：骨盆入口前后径缩短而横径正常。骨盆入口呈横扁圆形，骶岬向前下突。

(2)佝偻病性扁平骨盆：骨盆入口呈肾形，前后径明显缩短，骨盆出口横径变宽，骶岬前突，骶骨下段变直向后翘，尾骨呈钩状突向骨盆出口平面。髂骨外展，髂棘间径 ≥髂嵴间径，耻骨弓角度增大(图 5-13)。

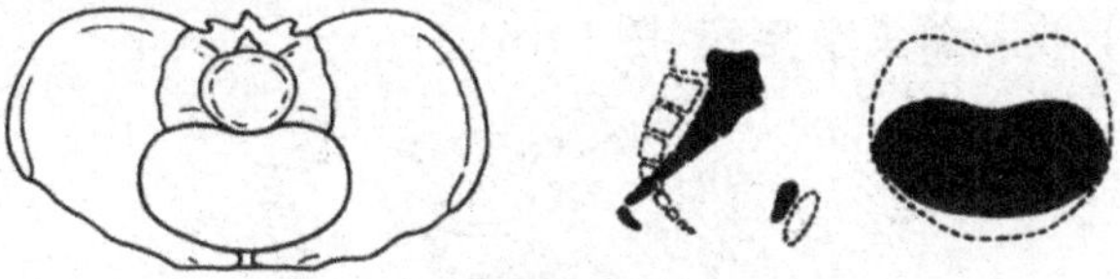

图 5-13 佝偻病性扁平骨盆

2.中骨盆及骨盆出口平面狭窄

狭窄分 3 级。Ⅰ级(临界性)：坐骨棘间径 10 cm，坐骨结节间径 7.5 cm；Ⅱ级(相对性)：坐骨棘间径 8.5～9.5 cm，坐骨结节间径 6.0～7.0 cm；Ⅲ级(绝对性)：坐骨棘间径≤8.0 cm，坐骨结节间径≤5.5 cm。我国妇女常见以下两种类型。

(1)漏斗骨盆：骨盆入口各径线值均正常，两侧骨盆壁向内倾斜似漏斗得名。其特点是中骨盆及骨盆出口平面均明显狭窄，使坐骨棘间径、坐骨结节间径均缩短，耻骨弓角度<90°。坐骨结节间径与出口后矢状径之和<15 cm。

(2)横径狭窄骨盆：骨盆各横径径线均缩短，各平面前后径稍长，坐骨切迹宽，测量骶耻外径值正常，但髂棘间径及髂嵴间径均缩短。中骨盆及骨盆出口平面狭窄，产程早期无头盆不称征象，当胎头下降至中骨盆或骨盆出口时，常不能顺利地转成枕前位，形成持续性枕横位或枕后位造成难产。

3.均小骨盆

骨盆外形属女型骨盆，但骨盆各平面均狭窄，每个平面径线较正常值小2 cm或更多，称均小骨盆。多见于身材矮小、体形匀称的妇女。

4.畸形骨盆

骨盆失去正常形态称畸形骨盆。

(1)骨软化症骨盆：现已罕见，是因为缺钙、磷、维生素 D 以及紫外线照射不足使成人期骨质矿化障碍，被类骨质组织所代替，骨质脱钙、疏松、软化。由于受躯干重力及两股骨向内上方挤压，使骶岬向前，耻骨联合前突，坐骨结节间径明显缩短，骨盆入口平面呈凹三角形(图 5-14)。严重者阴道不能容两指，一般不能经阴道分娩。

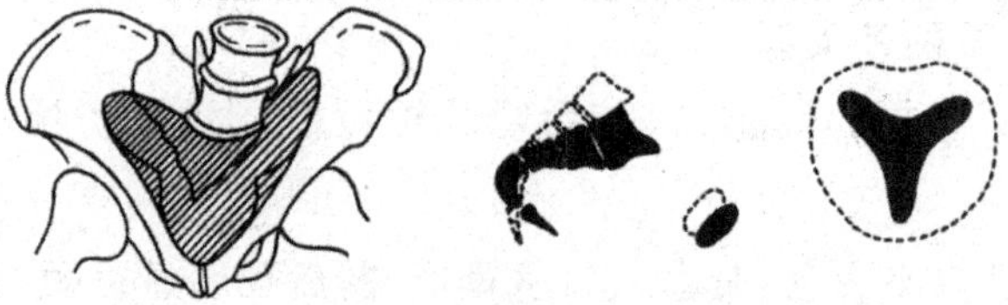

图 5-14　骨软化症骨盆

(2)偏斜型骨盆：骨盆一侧斜径缩短，一侧髂骨翼与髋骨发育不良所致骶髂关节固定，以及下肢及髂关节疾病(图 5-15)。

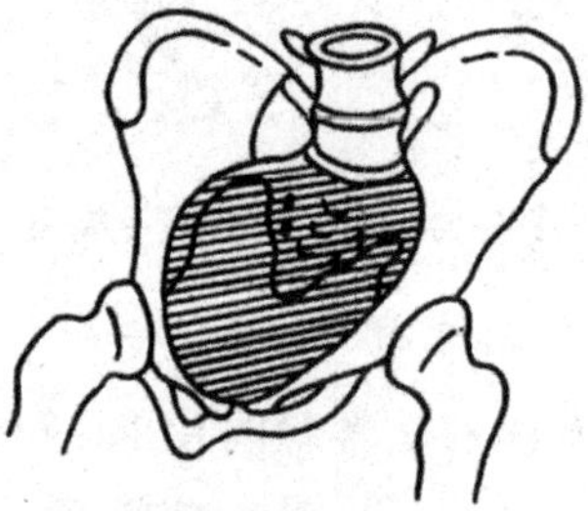

图 5-15　偏斜型骨盆

(二)临床表现

1.骨盆入口平面狭窄的临床表现

(1)胎头衔接受阻：一般情况下初产妇在妊娠末期，即预产期前 1～2 周或临产前胎头已衔接，即胎头双顶径进入骨盆入口平面，颅骨最低点达坐骨棘水平。若入口狭窄，即使已经临产，胎头仍未入盆，经检查胎头跨耻征阳性。胎位异常，如臀先露、面先露或肩先露的发生率是正常骨盆的 3 倍。

(2)若已临产,根据骨盆狭窄程度、产力强弱、胎儿大小及胎位情况不同,临床表现也不一样。①骨盆临界性狭窄:若胎位、胎儿大小及产力正常,胎头常以矢状缝在骨盆入口横径衔接,多取后不均倾势,即后顶骨先入盆,后顶骨逐渐进入骶凹处,再使前顶骨入盆,则于骨盆入口横径上成头盆均倾势。临床表现为潜伏期活跃早期延长,活跃后期产程进展顺利。若胎头迟迟不入盆,此时常出现胎膜早破,其发生率为正常骨盆的4～6倍。由于胎膜早破母儿可发生感染。胎头不能紧贴宫颈内口诱发子宫收缩,常出现继发性子宫收缩乏力。②骨盆绝对性狭窄:若产力、胎儿大小及胎位均正常,但胎头仍不能入盆,常发生梗阻性难产,这种情况可出现病理性缩复环,甚至子宫破裂。如胎先露部嵌入骨盆入口时间长,血液循环障碍,组织坏死,可形成泌尿生殖道瘘。在强大的子宫收缩压力下,胎头颅骨重叠,可出现颅骨骨折及颅内出血。

2.中骨盆平面狭窄的临床表现

(1)胎头能正常衔接:潜伏期及活跃早期进展顺利,当胎头下降达中骨盆时,由于内旋转受阻,胎头双顶径被阻于中骨盆狭窄部位之上,常出现持续性枕横位或枕后位,同时出现继发性子宫收缩乏力,活跃后期及第二产程延长甚至第二产程停滞。

(2)胎头受阻于中骨盆:有一定可塑性的胎头开始变形,颅骨重叠,胎头受压,异常分娩使软组织水肿,产瘤较大,严重时可发生脑组织损伤、颅内出血、胎儿窘迫。若中骨盆狭窄程度严重,子宫收缩又较强,可发生先兆子宫破裂及子宫破裂。强行阴道助产可导致严重软产道裂伤及新生儿产伤。

(3)骨盆出口平面狭窄的临床表现:骨盆出口平面狭窄与中骨盆平面狭窄常同时存在。若单纯骨盆出口平面狭窄,第一产程进展顺利,胎头达盆底受阻,第二产程停滞,继发性子宫收缩乏力,胎头双顶径不能通过出口横径,强行阴道助产可导致软产道、骨盆底肌肉及会阴严重损伤,胎儿严重产伤,对母儿危害极大。

(三)诊断

在分娩过程中,骨盆是个不变因素,也是估计分娩难易的一个重要因素。狭窄骨盆影响胎位和胎先露部的下降及内旋转,也影响子宫收缩。在估计分娩难易时,骨盆是首先考虑的一个重要因素。应根据胎儿的大小及骨盆情况尽早做出有无头盆不称的诊断,以决定适当的分娩方式。

1.病史

询问有无佝偻病、脊髓灰质炎、脊柱和髋关节结核以及骨盆外伤等病史。对经产妇应详细询问既往分娩史,如有无难产史或新生儿产伤史等。

2.一般检查

测量身高，孕妇身高<145 cm 时应警惕均小骨盆。观察孕妇体型、步态，有无下肢残疾，有无脊柱及髋关节畸形，米氏菱形窝是否对称。

3.腹部检查

观察腹型，检查有无尖腹及悬垂腹，有无胎位异常等。骨盆入口异常，因头盆不称、胎头不易入盆常导致胎位异常，如臀先露、肩先露。中骨盆狭窄则影响胎先露内旋转而导致持续性枕横位、枕后位等。部分初产妇在预产期前 2 周左右，经产妇于临产后胎头均应入盆。若已临产胎头仍未入盆，应警惕是否存在头盆不称。检查头盆是否相称具体方法：孕妇排空膀胱后，取仰卧，两腿伸直。检查者用手放在耻骨联合上方，将浮动的胎头向骨盆腔方向推压。若胎头低于耻骨联合，表示胎头可入盆(头盆相称)，称胎头跨耻征阴性；若胎头与耻骨联合在同一平面，表示可疑头盆不称，称胎头跨耻征可疑阳性；若胎头高于耻骨联合，表示头盆明显不称，称胎头跨耻征阳性。对出现此类症状的孕妇，应让其取半卧位两腿屈曲，再次检查胎头跨耻征，若转为阴性，提示为骨盆倾斜度异常，而不是头盆不称。

4.骨盆测量

(1)骨盆外测量：骶耻外径<18 cm 为扁平骨盆。坐骨结节间径<8 cm，耻骨弓角度<90°为漏斗骨盆。各径线均小于正常值 2 cm 或以上为均小骨盆。骨盆两侧斜径(以一侧髂前上棘至对侧髂后上棘间的距离)及同侧直径(从髂前上棘至同侧髂后上棘间的距离)相差>1 cm 为偏斜骨盆。

(2)骨盆内测量：对角径<11.5 cm，骶骨岬突出为入口平面狭窄，属扁平骨盆。应检查骶骨前面弧度。坐骨棘间径<10 cm，坐骨切迹宽度<2 横指，为中骨盆平面狭窄。如坐骨结节间径<8 cm，则应测量出口后矢状径及检查骶尾关节活动度，如坐骨结节间径与出口后矢状径之和<15 cm，为骨盆出口平面狭窄。

(四)对母儿影响

1.对产妇的影响

骨盆狭窄影响胎头衔接及内旋转，容易发生胎位异常、胎膜早破、子宫收缩乏力，导致产程延长或停滞。胎先露压迫软组织过久导致组织水肿、坏死形成生殖道瘘。胎膜早破、肛查或阴道检查次数增多及手术助产增加产褥感染机会。剖宫产及产后出血者增多，严重梗阻性难产若不及时处理，可导致子宫破裂。

2.对胎儿及新生儿的影响

头盆不称易发生胎膜早破、脐带脱垂，脐带脱垂可导致胎儿窘迫甚至胎儿死亡。产程延长、胎儿窘迫使新生儿容易发生颅内出血、新生儿窒息等并发症。阴道助产机会增多，易发生新生儿产伤及感染。

（五）分娩时处理

处理原则：根据狭窄骨盆类别和程度、胎儿大小胎心率、子宫收缩强弱、宫口扩张程度、胎先露下降情况、破膜与否，结合既往分娩史、年龄、产次有无妊娠合并症及并发症决定分娩方式。

1.一般处理

在分娩过程中，应使产妇树立信心，消除紧张情绪和恐惧心理。保证能量及水分的摄入，必要时补液。注意产妇休息，监测子宫收缩、胎心，观察产程进展。

2.骨盆入口平面狭窄的处理

(1)明显头盆不称(绝对性骨盆狭窄)：胎头跨耻征阳性者，足月胎儿不能经阴道分娩。应在临产后行剖宫产术结束分娩。

(2)轻度头盆不称(相对性骨盆狭窄)：胎头跨耻征可疑阳性，足月活胎估计体重<3 000 g，胎心正常及产力良好，可在严密监护下试产。胎膜未破者可在宫口扩张 3 cm 时行人工破膜，若破膜后子宫收缩较强，产程进展顺利，多数能经阴道分娩。试产过程中若出现子宫收缩乏力，可用缩宫素静脉滴注加强子宫收缩。试产 2～4 小时胎头仍迟迟不能入盆，宫口扩张缓慢，或伴有胎儿窘迫征象，应及时行剖宫产术结束分娩。若胎膜已破，为了减少感染，应适当缩短试产时间。

(3)骨盆入口平面狭窄的试产：必须以宫口开大 3～4 cm，胎膜已破为试产开始。胎膜未破者在宫口扩张 3 cm 时可行人工破膜。子宫收缩较强，多数能经阴道分娩。试产过程中如果出现子宫收缩乏力，可用缩宫素静脉滴注加强子宫收缩。若试产 2～4 小时，胎头不能入盆，产程进展缓慢，或伴有胎儿窘迫征象，应及时行剖宫产术。如胎膜已破，应适当缩短试产时间。骨盆入口平面狭窄，主要为扁平骨盆的妇女，妊娠末期或临产后，胎头矢状缝只能衔接于骨盆入口横径上。胎头侧屈使其两顶骨先后依次入盆，呈不均倾势嵌入骨盆入口，称为头盆均倾不均。前不均倾为前顶骨先嵌入，矢状缝偏后。后不均倾为后顶骨先嵌入，矢状缝偏前(图 5-16)。当胎头双顶骨均通过骨盆入口平面时，即可顺利地经阴道分娩。

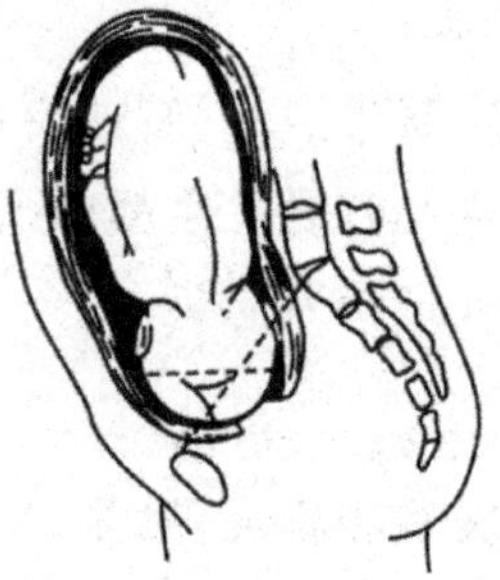

图 5-16　胎头嵌入骨盆姿势——后不均倾

3.中骨盆平面狭窄的处理

在分娩过程中，胎儿在中骨盆平面完成俯屈及内旋转动作。若中骨盆平面狭窄，则胎头俯屈及内旋转受阻，易发生持续性枕横位或持续性枕后位，产妇多表现为活跃期或第二产程延长及停滞、继发性子宫收缩乏力等。若宫口开全，胎头双顶径达坐骨棘平面或更低，可经阴道徒手旋转胎头为枕前位，待其自然分娩。宫口开全，胎心正常者可经阴道助产分娩。胎头双顶径在坐骨棘水平以上，或出现胎儿窘迫征象，应行剖宫产术。

4.骨盆出口平面狭窄的处理

骨盆出口平面是产道的最低部位，应于临产前对胎儿大小、头盆关系做出充分估计，决定能否经阴道分娩，诊断为骨盆出口平面狭窄者，不能进行试产。若发现出口横径狭窄，耻骨弓角度变锐，耻骨弓下三角空隙不能利用，胎先露部后移，利用出口后三角空隙娩出。临床上常用出口横径与出口后矢状径之和来估计出口大小。出口横径与出口后矢状径之和＞15 cm 时，多数可经阴道分娩，有时需阴道助产，应做较大的会阴切开。若两者之和＜15 cm 时，不应经阴道试产，应行剖宫产术终止妊娠。

5.均小骨盆的处理

胎儿估计不大，胎位正常，头盆相称，子宫收缩好，可以试产，通常可通过胎头变形和极度俯屈，以胎头最小径线通过骨盆腔，可能经阴道分娩。若有明显头盆不称，应尽早行剖宫产术。

6.畸形骨盆的处理

根据畸形骨盆种类、狭窄程度、胎儿大小、产力等综合判断。如果畸形严重、明显头盆不称者，应及早行剖宫产术。

二、软产道异常

软产道包括子宫下段、宫颈、阴道及骨盆底软组织构成的弯曲管道。软产道异常所致的难产较少见，临床上容易被忽视。在妊娠前或妊娠早期应常规行双合诊检查，了解软产道情况。

(一)外阴异常

1.外阴白色病变

皮肤黏膜慢性营养不良，组织弹性差，分娩时易发生会阴撕裂伤，宜做会阴后一侧切开术。

2.外阴水肿

某些疾病如重度子痫前期、重度贫血、心脏病及慢性肾炎孕妇若有全身水肿，可同时伴有重度外阴水肿，分娩时可妨碍胎先露部下降，导致组织损伤、感染和愈合不良等情况。临产前可用50%硫酸镁液湿热敷会阴，临产后仍有严重水肿者，在外阴严格消毒下进行多点针刺皮肤放液；分娩时行会阴后一侧切开；产后加强会阴局部护理，预防感染，可用50%硫酸镁液湿热敷，配合远红外线照射。

3.会阴坚韧

会阴坚韧尤其多见于35岁以上高龄初产妇。在第二产程可阻碍胎先露部下降，宜做会阴后一侧切开，以免胎头娩出时造成会阴严重裂伤。

4.外阴瘢痕

瘢痕挛缩使外阴及阴道口狭小，且组织弹性差，影响胎先露部下降。如瘢痕的范围不大，可经阴道分娩，分娩时应做会阴后一侧切开。如瘢痕过大，应行剖宫产术。

(二)阴道异常

1.阴道横隔

阴道横隔多位于阴道上段或中段，较坚韧，常影响胎先露部下降。因在横膈中央或稍偏一侧常有一小孔，常被误认为宫颈外口。在分娩时应仔细检查。

(1)阴道分娩：横膈被撑薄，可在直视下自小孔处将横膈做“X”形切开。横膈被切开后因胎先露部下降压迫，通常无明显出血，待分娩结束再切除剩余的隔，用可吸收线将残端做间断或连续锁边缝合。

(2)剖宫产：如横膈较高且组织坚厚，阻碍先露部下降，需行剖宫产术结束分娩。

2.阴道纵隔

(1)伴有双子宫、双宫颈时，当一侧子宫内的胎儿下降，纵隔被推向对侧，阴道分娩多无阻碍。

(2)当发生于单宫颈时，有时胎先露部的前方可见纵隔，可自行断裂，阴道分娩无阻碍。纵隔厚时应于纵隔中间剪断，用可吸收线将残端缝合。

3.阴道狭窄

产伤、药物腐蚀、手术感染可导致阴道瘢痕形成。若阴道狭窄部位位置低、狭窄程度轻，可经阴道分娩。狭窄位置高、狭窄程度重时宜行剖宫产术。

4.阴道尖锐湿疣

分娩时，为预防新生儿患喉乳头瘤，应行剖宫产术。病灶巨大时可能造成软产道狭窄，影响胎先露下降时，也宜行剖宫产术。

5.阴道壁囊肿和肿瘤

(1)阴道壁囊肿较大时，会阻碍胎先露部下降，可行囊肿穿刺，抽出其内容物，待分娩后再选择时机进行处理。

(2)阴道内肿瘤大妨碍分娩，且肿瘤不能经阴道切除时，应行剖宫产术，阴道内肿瘤待产后再行处理。

(三)宫颈异常

1.宫颈外口黏合

宫颈外口黏合多在分娩受阻时发现。宫口为很小的孔，当宫颈管已消失而宫口却不扩张，一般用手指稍加压力分离，黏合的小孔可扩张，宫口即可在短时间内开全。但有时需行宫颈切开术，使宫口开大。

2.宫颈瘢痕

因孕前曾行宫颈深部电灼术或微波术、宫颈锥形切除术、宫颈裂伤修补术等所致。虽可于妊娠后软化，但子宫收缩很强时宫口仍不扩张，应行剖宫产。

3.宫颈坚韧

宫颈组织缺乏弹性，或精神过度紧张使宫颈挛缩，宫颈不易扩张，多见于高龄初产妇，可于宫颈两侧各注射0.5%利多卡因5～10 mL，也可静脉推注地西泮10 mg。如宫颈仍不扩张，应行剖宫产术。

4.宫颈水肿

宫颈水肿多见于扁平骨盆、持续性枕后位或滞产，宫口没有开全而过早使用腹压，致使宫颈前唇长时间被压于胎头与耻骨联合之间，血液回流受阻引起水肿，影响宫颈扩张。多见于胎位异常或滞产。

(1)轻度宫颈水肿：①可以抬高产妇臀部。②同宫颈坚韧处理。③宫口近开全时，可用手轻轻上托水肿的宫颈前唇，使宫颈越过胎头，能够经阴道分娩。

(2)严重宫颈水肿:经上述处理无明显效果,宫口扩张<3 cm,伴有胎儿窘迫,应行剖宫产术。

5.宫颈癌

宫颈硬而脆,缺乏伸展性,临产后影响宫口扩张,若经阴道分娩,有发生大出血、裂伤、感染及肿瘤扩散等危险,不应经阴道分娩,应考虑行剖宫产术,术后手术或放疗。

6.子宫肌瘤

较小的肌瘤没有阻塞产道可经阴道分娩,肌瘤待分娩后再行处理。子宫下段及宫颈部位的较大肌瘤可占据盆腔或阻塞于骨盆入口,阻碍胎先露部下降,宜行剖宫产术。

第六章

产褥期疾病

第一节 产褥感染

产褥感染是指分娩时及产褥期生殖道受病原体感染，引起局部和全身的炎性变化。发病率为1%～7.2%，是产妇死亡的四大原因之一。产褥病率是指分娩24小时以后的10天内用口表每天测量4次，体温有2次达到或超过38 ℃。可见产褥感染与产褥病率的含义不同。虽然造成产褥病率的原因以产褥感染为主，但也包括产后生殖道以外的其他感染与发热，如泌尿系统感染、乳腺炎、上呼吸道感染等。

一、病因

(一)感染来源

1.自身感染

正常孕妇生殖道或其他部位的病原体，当出现感染诱因时使机体抵抗力低下而致病。孕妇生殖道病原体不仅可以导致产褥感染，而且在孕期即可通过胎盘、胎膜、羊水间接感染胎儿，并导致流产、早产、死胎、IUGR、胎膜早破等。有些病原体造成的感染，在孕期只表现出阴道炎、宫颈炎等局部症状，常常不被患者重视，而在产后机体抵抗力低下时发病。

2.外来感染

由被污染的衣物、用具、各种手术器械、物品等接触患者后引起感染，常常与无菌操作不严格有关。产后住院期间探视者、陪伴者的不洁护理和接触，是引起产褥感染极其重要的来源，也是极容易被疏忽的感染因素，应引起产科医师、医院管理者的高度重视。

(二)感染病原体

引起产褥感染的病原体种类较多,较常见者有链球菌、大肠埃希菌、厌氧菌等,其中内源性需氧菌和厌氧菌混合感染的发生有逐渐增高的趋势。需氧性链球菌是外源性感染的主要致病菌,有极强的致病力、毒力和播散力,可致严重的产褥感染。大肠埃希菌属包括大肠埃希菌及其相关的革兰阴性杆菌、变形杆菌等,亦为外源性感染的主要致病菌之一,也是菌血症和感染性休克最常见的病原体。在阴道、尿道、会阴周围均有寄生,平常不致病,产褥期机体抵抗力低下时可迅速增生而发病。厌氧性链球菌存在于正常阴道中,当产道损伤、机体抵抗力下降,可迅速大量繁殖,并与大肠埃希菌混合感染,其分泌物异常恶臭。

(三)感染诱因

1.一般诱因

机体对入侵的病原体的反应,取决于病原体的种类、数量、毒力以及机体自身的免疫力。女性生殖器官具有一定的防御功能,任何削弱产妇生殖道和全身防御功能的因素均有利于病原体的入侵与繁殖,如贫血、营养不良,和各种慢性疾病,如肝功能不良、妊娠合并心脏病、糖尿病等,以及临近预产期前性交、羊膜腔感染。

2.与分娩相关的诱因

(1)胎膜早破:完整的胎膜对病原体的入侵起着有效的屏障作用,胎膜破裂导致阴道内病原体上行性感染。是病原体进入宫腔并进一步入侵输卵管、盆腔、腹腔的主要原因。

(2)产程延长、滞产、多次反复的肛查和阴道检查增加了病原体入侵机会。

(3)剖宫产操作中无菌措施不严格、子宫切口缝合不当,导致子宫内膜炎的发生率为阴道分娩的20倍,并伴随严重的腹壁切口感染,尤以分枝杆菌所致者为甚。

(4)产程中宫内仪器使用不当或使用次数过多、使用时间过长,如宫内胎儿心电监护、胎儿头皮血采集等,将阴道及宫颈的病原体直接带入宫腔而感染。宫内监护超过8小时者,产褥病率可达71%。

(5)各种产科手术操作(产钳助产、胎头吸引术、臀牵引等),以及产道损伤、产前产后出血、宫腔填塞纱布、产道异物、胎盘残留等,均为产褥感染的诱因。

二、分型及临床表现

发热、腹痛和异常恶露是最主要的临床表现。由于机体抵抗力不同,炎症反应程度、范围和部位的不同，临床表现有所不同。根据感染发生的部位可将产褥感染分为以下几种类型。

（一）急性外阴、阴道、宫颈炎

此常由于分娩时会阴损伤或手术产、孕前有外阴阴道炎者而诱发，表现为局部灼热、坠痛、肿胀，炎性分泌物刺激尿道可出现尿痛、尿频、尿急。会阴切口或裂伤处缝线嵌入肿胀组织内，针孔流脓。阴道与宫颈感染者其黏膜充血、水肿、溃疡、化脓，日久可致阴道粘连甚至闭锁。病变局限者，一般体温不超过 38 ℃，病情发展可向上或宫旁组织，导致盆腔结缔组织炎。

（二）剖宫产腹部切口、子宫切口感染

剖宫产术后腹部切口的感染多发生于术后 3～5 天，局部红肿、触痛。组织侵入有明显硬结，并有浑浊液体渗出，伴有脂肪液化者其渗出液可呈黄色浮油状，严重患者组织坏死，切口部分或全层裂开，伴有体温明显升高，超过 38 ℃。Soper 报道剖宫产术后的持续发热主要为腹部切口的感染，尤其是普通抗生素治疗无效者。

据报道，3.97％的剖宫产术患者有切口感染、愈合不良，常见的原因有合并糖尿病、妊娠期高血压疾病、贫血等。剖宫产术后子宫切口感染者则表现为持续发热，早期低热多见，伴有阴道出血增多，甚至晚期产后大出血，子宫切口缝合过紧过密是其因素之一。妇科检查子宫复旧不良、子宫切口处压痛明显，B 超检查显示子宫切口处隆起呈混合性包块，边界模糊，可伴有宫腔积液（血），彩色多普勒超声检查显示有子宫动脉血流阻力异常。

（三）急性子宫内膜炎、子宫肌炎

此为产褥感染最常见的类型，由病原体经胎盘剥离而侵犯至蜕膜所致者为子宫内膜炎，侵及子宫肌层者为子宫肌炎，两者常互相伴随。临床表现为产后 3～4 天开始出现低热，下腹疼痛及压痛，恶露增多且有异味，如早期不能控制，病情加重，出现寒战、高热、头痛、心率加快、白细胞及中性粒细胞计数增高，有时因下腹部压痛不明显及恶露不一定多而容易误诊。Figucroa 报道急性子宫内膜炎的患者 100％有发热，61.6％其恶露有恶臭，60％患者子宫压痛明显。最常培养分离出的病原体主要有溶血性葡萄球菌、大肠埃希菌、链球菌等。当炎症波及子宫肌壁时，恶露反而减少，异味亦明显减轻，容易误认为病情好转。感染逐渐发展可于肌壁间形成多发性小脓肿，B 超检查显示子宫增大复旧不良、肌层回声不均，并可见小液性暗区，边界不清。如继续发展。可导致败血症甚至死亡。

(四)急性盆腔结缔组织炎、急性输卵管炎

此多继发于子宫内膜炎或宫颈深度裂伤,病原体通过淋巴道或血行侵及宫旁组织,并延及输卵管及其系膜。临床表现主要为一侧或双侧下腹持续性剧痛,妇科检查或肛查可触及宫旁组织增厚或有边界不清的实质性包块,压痛明显,常常伴有寒战和高热。炎症可在子宫直肠聚积聚形成盆腔脓肿,如脓肿破溃则向上播散至腹腔。如侵及整个盆腔,使整个盆腔增厚呈巨大包块状,不能辨别其内各器官,整个盆腔似乎被冻结,称为"冰冻骨盆"。

(五)急性盆腔腹膜炎、弥散性腹膜炎

炎症扩散至子宫浆膜层。形成盆腔腹膜炎,继续发展为弥散性腹膜炎,出现全身中毒症状:高热、寒战、恶心、呕吐、腹胀、下腹剧痛,体检时下腹明显压痛、反跳痛。产妇因产后腹壁松弛,腹肌紧张多不明显。腹膜炎性渗出及纤维素沉积可引起肠粘连,常在直肠子宫陷凹形成局限性脓肿,刺激肠管和膀胱导致腹泻、里急后重及排尿异常。病情不能彻底控制者可发展为慢性盆腔炎。

(六)血栓性静脉炎

细菌分泌肝素酶分解肝素导致高凝状态,加之炎症造成的血流淤滞静脉脉壁损伤,尤其是厌氧菌和类杆菌造成的感染极易导致血栓性静脉炎。可累及卵巢静脉、子宫静脉、髂内静脉、髂总静脉及下腔静脉,病变常为单侧性,患者多在产后1～2周,继子宫内膜炎之后出现寒战、高热、反复发作,持续数周,不易与盆腔结缔组织炎鉴别。下肢血栓性静脉炎者:病变多位于一侧股静脉和腘静脉及大隐静脉,表现为弛张热、下肢持续性疼痛、局部静脉压痛或触及硬索状包块,血液循环受阻,下肢水肿,皮肤发白,称为股白肿。可通过彩色多普勒超声血流显像检测确诊。

(七)脓毒血症及败血症

病情加剧则细菌进入血液循环引起脓毒血症、败血症,尤其是当感染血栓脱落时,可致肺、脑、肾脓肿或栓塞死亡。

三、处理原则

治疗原则是抗感染。辅以整体护理、局部病灶处理、手术或中医中药治疗。

(一)支持疗法

纠正贫血与电解质紊乱,增强免疫力。半卧位以利脓液流于陶氏腔,使之局

限化。进食高蛋白、易消化的食物，多饮水，补充维生素，纠正贫血和水、电解质紊乱。发热者以物理退热方法为主，高热者酌情给予 50～100 mg 双氯芬酸栓塞肛门退热，一般不使用安替比林退热，以免体温不升。重症患者应少量多次输新鲜血或血浆、清蛋白，以提高机体免疫力。

(二)清除宫腔残留物

有宫腔残留者应予以清宫，对外阴或腹壁切口感染者可采用物理治疗，如红外线或超短波局部照射，有脓肿者应切开引流，盆腔脓肿者行阴道后穹隆穿刺或切肿引流，并取分泌物培养及药物敏感试验。严重的子宫感染，经积极的抗感染治疗无效，病情继续扩展恶化者，尤其是出现败血症、脓毒血症者，应果断及时地行子宫全切术或子宫次全切除术，以清除感染源，拯救患者的生命。

(三)抗生素的应用

应注意需氧菌与厌氧菌以及耐药菌株的问题。感染严重者。首选广谱高效抗生素，如青霉素、氨苄西林、头孢类菌素或喹诺酮类抗生素等，必要时进行细菌培养及药物敏感试验，并应用相应的有效抗生素。可短期加用肾上腺糖皮质激素，提高机体应激能力。

(四)活血化瘀

血栓性静脉炎者产后在抗感染同时，加用肝素 48～72 小时，即肝素 50 mg 加 5%葡萄糖溶液静脉滴注，6～8 小时一次，体温下降后改为每天 2 次，维持 4～7 天，并口服双香豆素、双嘧达莫等。也可用活血化瘀中药及溶栓类药物治疗。若化脓性血栓不断扩散，可考虑结扎卵巢静脉、髂内静脉等，或切开病变静脉直接取栓。

第二节　产褥期抑郁症

产褥期抑郁症又称产后抑郁症，是指产妇在分娩后出现抑郁症状，是产褥期精神综合征中最常见的一种类型。易激惹、恐怖、焦虑、沮丧和对自身及婴儿健康过度担忧，常失去生活自理及照料婴儿的能力，有时还会陷入错乱或嗜睡状态。多于产后 2 周发病，于产后 4～6 周症状明显，既往无精神障碍史。有关其发生率，国内研究资料多为10%～18%，国外资料高达30%以上。

一、病因

与生理、心理及社会因素密切相关。其中，B型血性格、年龄偏小、独生子女、不良妊娠结局对产妇的抑郁情绪影响很大。此外，与缺乏妊娠、分娩及小儿喂养常识也有一定关系。

（一）社会因素

家庭对婴儿性别的敏感，以及孕期发生不良生活事件越多，越容易患产褥期抑郁症。孕期、分娩前后诸如孕期工作压力大、失业、夫妻分离、亲人病丧等生活事件的发生，以及产后体形改变，都是患病的重要诱因。产后遭到家庭和社会的冷漠，缺乏帮助与支持，也是致病的危险因素。

（二）遗传因素

遗传因素是精神障碍的潜在因素。有精神病家族史，特别是有家族抑郁症病史的产妇。产褥期抑郁症的发病率高。在过去有情感性障碍的病史、经前抑郁症史等均可引起该病。

（三）心理因素

由于分娩带来的疼痛与不适使产妇感到紧张恐惧，出现滞产、难产时，产妇的心理准备不充分，紧张、恐惧的程度增加，导致躯体和心理的应激增强，从而诱发产褥期抑郁症的发生。

二、临床表现

心情沮丧、情绪低落，易激惹、恐怖、焦虑，对自身及婴儿健康过度担忧，失去生活自理及照料婴儿能力，有时还会出现嗜睡、思维障碍、迫害妄想，甚至伤婴或出现自杀行为。

三、诊断标准

产褥期抑郁症至今尚无统一的诊断标准。美国精神病学会（1994）在《精神疾病的诊断与统计手册》一书中，制定了产褥期抑郁症的诊断标准。在产后2周内出现下列5条或5条以上的症状，必须具备①②两条：①情绪抑郁；②对全部或多数活动明显缺乏兴趣或愉悦；③体重显著下降或增加；④失眠或睡眠过度；⑤精神运动性兴奋或阻滞；⑥疲劳或乏力；⑦遇事皆感毫无意义或自罪感；⑧思维力减退或注意力溃散；⑨反复出现死亡想法。

四、处理原则

产褥期抑郁症通常需要治疗，包括心理治疗和药物治疗。

(一)心理治疗

通过心理咨询，以解除致病的心理因素(如婚姻关系不良、想生男孩却生女孩、既往有精神障碍史等)。对产褥妇多加关心和无微不至的照顾，尽量调整好家庭中的各种关系，指导其养成良好睡眠习惯。

(二)药物治疗

应用抗抑郁症药，主要是选择5-羟色胺再吸收抑制剂、三环类抗抑郁药等，如帕罗西汀以20 mg/d为开始剂量，逐渐增至50 mg/d口服；舍曲林以50 mg/d为开始剂量，逐渐增至200 mg/d口服；氟西汀以20 mg/d为开始剂量，逐渐增至80 mg/d口服；5 mg/d阿米替林以50 mg/d为开始剂量，逐渐增至150 mg/d口服等。这类药物优点为不进入乳汁中，故可用于产褥期抑郁症。

(三)BN-脑神经平衡疗法

世界精神病学协会(WPA)、亚洲睡眠研究会(ASRS)、抑郁症防治国际委员会(PTD)、中国红十字会全国精神障碍疾病预防协会、广州海军医院精神病治疗中心宣布，治疗精神疾病技术的新突破：BN-脑神经介入平衡疗法为精神科领域治疗权威技术正式在广州海军医院启动。BN-脑神经介入平衡疗法引进当今世界最为先进的脑神经递质检测技术，打破了传统的诊疗手段，采用全球最尖端测量设备，结合BN-脑神经介入平衡疗法开创精神科领域检测治疗新标准。

五、预防

(一)加强对孕妇的精神关怀

利用孕妇学校等多种渠道普及有关妊娠、分娩常识，减轻孕妇妊娠、分娩的紧张、恐惧心情，完善自我保健。

(二)运用医学心理学、社会学知识

对孕妇在分娩过程中，多关心和爱护，对于预防产褥期抑郁症行积极意义。

第三节 产褥期中暑

中暑是一组在高温环境中发生的急性疾病,它包括热射病、热痉挛及热衰竭3型。其中以热射病最为常见。产妇在高温闷热环境下体内积热不能散发引起中枢性体温调节功能障碍的急性热病,表现为高热、水、电解质紊乱、循环衰竭和神经系统功能损害等而发生中暑表现者为产褥期中暑。

一、病因及发病机制

产后,产妇在妊娠期内积存的大量液体需排出,部分通过尿液,部分通过汗腺排出;在产褥期,体内的代谢旺盛,必然产热,汗的排出及挥发也是一种散热方式,因此,产妇在产后的数天内都有多尿、多汗的表现。夏日里产妇更是大汗淋漓,衣服常为汗液浸湿。所以在产褥期,对产妇的科学调养方式应该是将产妇安置在房间宽大,通风良好的环境中,衣着短而薄,以利汗液的挥发。当外界气温超过35 ℃时,机体靠汗液蒸发散热。而汗液蒸发需要空气流通才能实现。但旧风俗习惯怕产妇"受风"而要求关门闭窗,妇女在分娩后,即将头部缠上白布,身着长袖、长裤衣服,并全身覆以棉被,门窗紧闭,俗称"避风寒",以免以后留下风湿疾病,如时值夏日,高温季节,湿度大,而住房狭小,室内气温极高,则产妇体表汗液无由散发,体温急骤升高,体温调节中枢失控,心功能减退,心排血量减少,中心静脉压升高,汗腺功能衰竭,水和电解质紊乱,体温更进一步升高,而成为恶性循环,当体液高达42 ℃以上时可使蛋白变性,时间一长病变常趋于不可逆性,即使经抢救存活,常留有神经系统的后遗症。

二、临床表现

(一)先驱症状

全身软弱、疲乏、头昏、头痛、恶心、胸闷、心悸、出汗较多。

(二)典型症状

面色潮红、剧烈头痛、恶心、呕吐、胸闷加重、脉搏细数、血压下降。严重者体温继续上升常在40 ℃以上,有时高达42 ℃,甚至超越常规体温表的最高水平。继而谵妄、昏迷,抽搐。皮肤温度极高,但干燥无汗。如不及时抢救,数小时即可因呼吸、循环衰竭死亡。

(三)诊断

发病时间常在极端高温季节，患者家庭环境及衣着情况均有助于诊断，其高热、谵妄及昏迷、无汗为产褥期中暑的典型表现。本病须与产后子痫、产褥感染作鉴别诊断，而且产褥感染的产妇可以发生产褥中暑，产褥中暑的患者又可以并发产褥感染。

(四)预防及治疗

预防产前宣教时应告诉孕妇，产后的居室宜宽大、通风良好，有一定的降温设备，其衣着宜宽松，气温高时要多饮水，产褥期中暑是完全可以预防的。

三、治疗

产褥期中暑治疗原则是迅速降温、纠正水、电解质与酸碱紊乱、积极防治休克。

(一)先兆及轻症

如有头昏、头痛、口渴、多汗、疲乏、面色潮红、脉率快、出汗多、体温升高至38 ℃，首先应迅速降温，置患者于室温 25 ℃或以下的房间中，同时采用物理降温，在额部、二侧颈、腋窝、腹股沟、腘窝部有浅表大血管经过处置冰袋，全身可用酒精擦浴、散风，同时注意水和电解质的平衡，适时补液及给予镇静剂。

(二)重症

1.物理降温

体温 40 ℃或以上，出现痉挛、谵妄、昏迷、无汗的患者，为达到迅速降温的目的，可将患者躺在恒温毯上，按摩四肢皮肤、使皮肤血管扩张、加速血液循环以散热，降温过程中以肛表测体温，为肛温已降至 38.5 ℃，即将患者置于室温 25 ℃的房间内，用冰袋置于前面以述的颈、腋窝、腹股沟部继续降温。

2.药物降温

氯丙嗪是首选的良药，它有调节体温中枢、扩张血管、加速散热、松弛肌肉、减少震颤、降低器官的代谢和氧消耗量的功能，防止身体产热过多。剂量为25～50 mg 加入生理盐水 500 mL 补液中静脉滴注 1～2 小时，用药时需动态观察血压，情况紧急时可将氯丙嗪 25 mg 或异丙嗪25 mg溶于 5%生理盐水 100～200 mL中于 10～20 分钟滴入。若在 2 小时内体温并无下降趋势，可重复用药。降温过程中应加强护理，注意体温、血压、心脏情况，一待肛温降至 38 ℃左右时，应即停止降温。

3.对症治疗

(1)积极纠正水、电解质紊乱,24 小时补液量控制在 2 000～3 000 mL,并注意补充钾、钠盐。

(2)抽搐者可用地西泮。

(3)血压下降者用升压药物,一般用多巴胺及间羟胺。

(4)疑有脑水肿者,用甘露醇脱水。

(5)有心力衰竭者,可用快速洋地黄类药物,如毛花苷 C。

(6)有急性肾衰竭者,在适度时机用血透。

(7)肾上腺皮质激素有助于治疗脑水肿及肺水肿,并可减轻热辐射对机体的应激和组织反应,但用量不宜过大。

(8)预防感染:患者在产褥期易有产褥感染,同时易并发肺部其他感染,可用抗生素预防。

(9)重症产褥期中暑抢救时间可以长达 1～2 个月或更多,有时需用辅助呼吸,故需有长期抢救的思想准备。

4.预后

有先兆症状及轻症者、预后良好,重症者则有可能死亡,特别是体温达 42 ℃以上伴有昏迷者,存活后亦可能伴有神经系统损害的后遗症。

第四节 晚期产后出血

晚期产后出血是指分娩 24 小时后,在产褥期内发生的子宫大量出血,出血量＞500 mL。产后 1～2 周发病最常见,亦有迟至产后 6 周发病,又称产褥期出血。晚期产后出血发生率的高低与各地产前保健及产科质量水平密切相关。近年来,随着各地剖宫产率的升高,晚期产后出血的发生率有上升趋势。

一、病因

(一)胎盘、胎膜残留

胎盘、胎膜残留是晚期产后出血常见的病因,多发生于产后 10 天左右。黏附在子宫腔内的小块胎盘组织发生变性、坏死、机化,可形成胎盘息肉。当坏死组织脱落时,基底部血管开放,引起大量出血。

(二)蜕膜残留

产后1周内正常蜕膜脱落并随恶露排出,若蜕膜剥离不全或剥离后长时间残留在宫腔内诱发子宫内膜炎症,影响子宫复旧,可引起晚期产后出血。

(三)子宫胎盘附着部位复旧不全

胎盘娩出后,子宫胎盘附着部位即刻缩小,可有血栓形成,随着血栓机化,可出现玻璃样变,血管上皮增厚,管腔变窄、堵塞,胎盘附着部位边缘有内膜向内生长,内膜逐渐修复,此过程需6～8周。如果胎盘附着面复旧不全,可使血栓脱落,血窦重新开放,导致子宫大量出血。

(四)感染

以子宫内膜炎为多见,炎症可引起胎盘附着面复旧不全及子宫收缩不佳,导致子宫大量出血。

(五)剖宫产术后

子宫切口裂开多见于子宫下段剖宫产横切口两侧端,其主要原因有感染与伤口愈合不良。

(六)其他

妊娠合并凝血功能障碍性疾病;胎盘部位滋养细胞肿瘤、子宫黏膜下肌瘤、子宫内膜息肉、宫腔内异物、宫颈糜烂、宫颈恶性肿瘤等均可能引起晚期产后出血。诊断依靠妇科检查血或尿HCG测定、X线或CT检查、B超检查及宫腔刮出物病理检查等。

二、临床表现

产后出血的主要临床表现为阴道流血过多,产后24小时内流血量超过500 mL,继发出血性休克及易于发生感染。随病因的不同,其临床表现亦有差异。

(一)阴道流血

胎盘胎膜残留、蜕膜残留表现为血性恶露持续时间延长,以后反复出血或突然大量流血。检查发现以下情况。①子宫复旧不全:宫口松弛,有时可触及残留组织。②子宫胎盘附着面感染或复旧不全:表现为突然大量阴道流血,检查发现子宫大而软、宫口松弛,阴道及宫口有血块堵塞。③剖宫产术后:子宫伤口裂开多发生于术后2～3周,出现大量阴道流血,甚至引起休克。

(二)腹痛和发热

常合并感染,伴有恶露增加,有恶臭。

(三)全身症状

继发性贫血,甚至出现失血性休克而危及生命。

三、处理原则

针对不同出血原因引起的产后出血,采取以下相应的措施。

(一)少量或中等量阴道流血

应给予足量广谱抗生素及子宫收缩剂。

(二)疑有胎盘、胎膜、蜕膜残留或胎盘附着部位复旧不全者

应行刮宫术。刮宫前做好备血,建立静脉通路及开腹手术准备,刮出物送病理检查,以明确诊断。刮宫后应继续给予抗生素及子宫收缩剂。

(三)疑有剖宫产后子宫切口裂开

仅少量阴道流血可先住院给予广谱抗生素及支持疗法,密切观察病情变化;若阴道流血多量,可做剖腹探查;若切口周围组织坏死范围小,炎症反应轻微,可做清创缝合及髂内动脉、子宫动脉结扎止血或行髂内动脉栓塞术;若组织坏死范围大,酌情做子宫次全切除术或子宫全切术。

参考文献

[1] 樊明英.临床妇产科诊疗[M].北京:科学技术文献出版社,2020.
[2] 李玮.实用妇产科诊疗新进展[M].西安:陕西科学技术出版社,2021.
[3] 张井芳.现代妇产科临床常见病[M].北京:科学技术文献出版社,2020.
[4] 李佳琳.妇产科疾病诊治要点[M].北京:中国纺织出版社,2021.
[5] 徐瑞.妇产科常见病临床诊疗[M].北京:科学技术文献出版社,2020.
[6] 薛敏,潘琼.妇产科疾病处方速查[M].北京:人民卫生出版社,2021.
[7] 初虹.妇产科常见疾病诊治实践[M].天津:天津科学技术出版社,2020.
[8] 肖国仕,高积慧,陈露霞,等.妇科病诊疗手册[M].郑州:河南科学技术出版社,2019.
[9] 王玲.妇产科诊疗实践[M].福州:福建科学技术出版社,2020.
[10] 汪期明.常见妇产科疾病诊断学[M].天津:天津科学技术出版社,2020.
[11] 石一复,郝敏.妇产科症状鉴别诊断学[M].北京:人民卫生出版社,2021.
[12] 张茜.临床妇产科诊疗实践[M].北京:科学技术文献出版社,2020.
[13] 赵楠楠.临床妇产科疾病综合诊治[M].天津:天津科学技术出版社,2020.
[14] 吕刚.妇产科疾病诊治与进展[M].天津:天津科学技术出版社,2020.
[15] 苏翠红.妇产科常见病诊断与治疗要点[M].北京:中国纺织出版社,2021.
[16] 崔静.妇产科症状鉴别诊断与处理[M].开封:河南大学出版社,2020.
[17] 徐学娟.实用妇产科疾病临床诊治[M].长春:吉林科学技术出版社,2020.
[18] 张海红.妇产科临床诊疗手册[M].西安:西北大学出版社,2021.
[19] 胡相娟.妇产科疾病诊断与治疗方案[M].昆明:云南科技出版社,2020.
[20] 冯磊.新编妇产科疾病手术学[M].开封:河南大学出版社,2021.
[21] 梁金丽.临床妇产科疾病新进展[M].天津:天津科学技术出版社,2020.
[22] 刘杨.妇产科疾病诊疗及辅助生殖技术[M].哈尔滨:黑龙江科学技术出版

社，2021.
[23] 李艳生.实用妇产科基础与疾病诊疗[M].北京：科学技术文献出版社，2020.
[24] 李庆丰，郑勤.妇产科常见疾病临床诊疗路径[M].北京：人民卫生出版社，2021.
[25] 常青.助产技能与产科急救[M].郑州：河南科学技术出版社，2020.
[26] 郝翠云，申妍，王金平，等.精编妇产科常见疾病诊治[M].青岛：中国海洋大学出版社，2021.
[27] 张凤.临床妇产科诊疗学[M].昆明：云南科技出版社，2020.
[28] 郝晓明.妇产科常见病临床诊断与治疗方案[M].北京：科学技术文献出版社，2021.
[29] 陈红.妇产科基础与临床应对策略[M].北京：科学技术文献出版社，2020.
[30] 马丽.现代妇产科疾病诊治[M].沈阳：沈阳出版社，2020.
[31] 刘巍，王爱芬，吕海霞.临床妇产疾病诊治与护理[M].汕头：汕头大学出版社，2021.
[32] 马永静.临床妇产科诊疗精粹[M].北京：科学技术文献出版社，2020.
[33] 张秋香.妇产科疾病诊疗思维[M].沈阳：沈阳出版社，2020.
[34] 赵文芳，田艳春，王照英，等.妇科常见病与产科并发症[M].青岛：中国海洋大学出版社，2021.
[35] 张峰.妇产疾病治疗与生殖技术[M].哈尔滨：黑龙江科学技术出版社，2021.
[36] 乌兰娜，张亚军，黄柏荃.腹腔镜子宫肌瘤切除术在子宫肌瘤患者中的临床应用效果分析[J].罕少疾病杂志，2021，28(2)：52-54.
[37] 李伟容，黄惠琼，朱艳霞.脐带边缘插入与围生期并发症的相关性研究[J].实用中西医结合临床，2020，20(4)：94-96.
[38] 顾光华，潘伟康，李怀芳，等.腹腔镜下子宫腹壁悬吊联合阴道前壁修补治疗子宫脱垂84例病例分析[J].现代妇产科进展，2021，30(4)：288-290.
[39] 杨琳俐，王武亮，徐臻.腹腔镜下卵巢肿瘤根治术治疗良性卵巢肿瘤对患者神经内分泌功能及卵巢功能的影响[J].当代医学，2020，26(11)：24-25.
[40] 曹技磊，董懿，王钢乐.绝经前乳腺癌患者化疗致闭经的发生率及其影响因素分析[J].川北医学院学报，2021，36(1)：91-94.